W0267944

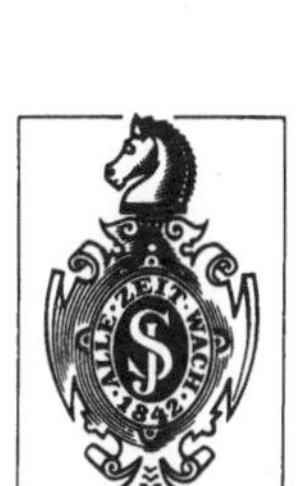
ALLE ZEIT WACH
1842

M. Allard J.-L. Signoret D. Stalleicken

Alzheimer Demenz

Mit einem Geleitwort von M. Bergener

Mit 22 Abbildungen

Springer-Verlag
Berlin Heidelberg New York
London Paris Tokyo

Dr. med. Michael Allard
Institut Ipsen
30, rue Cambronne
F-75015 Paris

Prof. Dr. med. Jean-Louis Signoret
Hôpital de la Salpêtrière
F-75015 Paris

Dr. med. Dirk Stalleicken
Intersan GmbH
Einsteinstraße 30
7505 Ettlingen

ISBN 978-3-540-18285-6 ISBN 978-3-642-85557-3 (eBook)
DOI 10.1007/978-3-642-85557-3

Softcover reprint of the hardcover 1st edition 1988

2125/3130-5432

Geleitwort

Seitdem Alois Alzheimer 1907 das später von Kraepelin (1910) nach ihm benannte Krankheitsbild beschrieb, gilt die Alzheimer-Krankheit als ein vorwiegend im Präsenium einsetzender hirnatrophischer Prozeß, der über ein fortschreitendes hirnorganisches Psychosyndrom mit regredierenden Verhaltensauffälligkeiten sowie aphasisch-apraktisch-agnostischen Störungen einhergehend schließlich zur Demenz führt und dessen histopathologisches Korrelat in Fibrillenveränderungen, Drusen, Ganglienzellausfall und -schrumpfung sowie granulovakulärer Nervenzelldegeneration, Lipopigmentdystrophie, Gliose und kongophiler Angiopathie besteht. Trotz dieser bekannten Charakteristik ist die Entität der Alzheimer-Krankheit auch 80 Jahre nach ihrer ersten klinischen und morphologischen Beschreibung keineswegs eindeutig geklärt, was in erster Linie auf die Unspezifität der als typisch geltenden zerebralen Gewebsveränderungen zurückzuführen ist. So ist es aufgrund des gegenwärtigen Wissensstands weder möglich, sichere Aussagen über Ätiologie, morphologisches Substrat und pathogenetische Zusammenhänge zu machen; noch weniger gelingt es, eindeutige klinisch-morphologische Kriterien anzugeben, so daß sich die Alzheimer-Krankheit streng genommen noch nicht als eigenständiger Krankheitsprozeß im Sinne der klassischen Krankheitslehre definieren läßt.

In der Bundesrepublik leiden schätzungsweise 15–20% der über 65jährigen an leichten bis schweren hirnorganischen Psychosyndromen; vielleicht über die Hälfte davon an einer Demenz vom Alzheimer-Typ. Doch niemand weiß, wodurch diese Krankheit verursacht wird, wie ihre charakteristischen Veränderungen entstehen und wie sie zu behandeln sind. Solange die Betroffenen leben, läßt sich die Diagnose nur nach dem Ausschlußprinzip stellen, weder läßt sich klinisch ein spezifisches Muster von Verhaltensstörungen angeben, noch weniger konnte bisher ein zufriedenstellender Labortest entwickelt werden.

Daß dem pathologischen Prozeß Störungen im Stoffwechselgeschehen zugrunde liegen, wurde bereits von Alzheimer aufgrund der von ihm beschriebenen besonders starken Silberimprägnation und der Heterochromasie der Neurofibrillen vermutet. Gegenwärtig konzentriert sich die Forschung auf mehrere theoretische Modelle, wobei die Suche nach genetischen Auslösern besonders erfolgversprechend erscheint. Zu vermuten ist, daß die unterschiedlichen in der Alzheimer-Forschung derzeit diskutierten Hypothesen vielfältige Teilaspekte des eigentlichen Krankheitsprozesses erfassen, vielleicht aber auch sehr unterschiedliche Krankheitsprozesse, die lediglich dadurch verbunden sind, daß sie klinisch unter dem Bild der Alzheimer-Krankheit in Erscheinung treten.

Wie aber kann erreicht werden, daß eine Krankheit verstanden und vielleicht sogar heilbar wird, die sich gegenwärtig nur beschreiben läßt? Unsere Überzeugung ist, daß dies nur durch eine bessere Zusammenarbeit einzelner Forscher und Forschungsgruppen zu erreichen ist, die u.U. auch bereit sein müßten, eigene, liebgewonnene Vorstellungen zugunsten eines größeren Gesamtbildes aufzugeben. Gegenwärtig erinnert der Stand der Alzheimer-Forschung nur allzu oft – um eine Metapher der griechischen Philosophie aufzugreifen – einem Elefanten, der von Blinden betastet wird, die nacheinander vermuten, es handele sich um eine Wand, einen Speer, eine Schlange, einen Baum, einen Fächer oder ein Seil, je nachdem welchen Teil des Elefanten jeder der Blinden zufällig berührt hatte. Was dieses Bild im Hinblick auf die aktuelle Alzheimer-Forschung besagen will, ist leicht zu erfassen: Wirkliche Fortschritte wird und kann es nur geben, wenn es gelingt, neue Forschungsstrategien zu entwickeln, die von interdisziplinären Ansätzen ausgehen. Die Klinik ist hier ebenso gefordert wie die Grundlagenforschung. Angesichts der großen sozialen Bedeutung dieser Krankheit sollten die verfügbaren Ressourcen noch sinnvoller eingesetzt werden, um den längst überfälligen Paradigmenwechsel in der Forschung zu ermöglichen. Viel Zeit bleibt nicht zu verlieren; die Alzheimer-Krankheit und die dahinterstehenden menschlichen Schicksale richten unsere Blicke auf eine der größten wissenschaftlichen Herausforderungen unserer Zeit. Unter Zurückstellung persönlicher Interessen sollten wir uns dieser Herausforderung gemeinsam stellen. Aus klinischer Sicht sollten sich unsere besonderen Anstrengungen dabei auf Verbesserungen in der Frühdiagnostik konzentrieren. Hierzu könnte auch die vorliegende Informationsschrift, die sich in erster Linie an praktisch tätige Ärzte richtet, einen Beitrag leisten.

Köln, Herbst 1987 M. Bergener

Inhaltsverzeichnis

1 Einleitung

1906 beschrieb in Tübingen der deutsche Neurologe Alois Alzheimer die anatomisch-pathologischen Veränderungen im Gehirn einer 51jährigen Demenzpatientin, die nach 4½ Jahren Krankheitsdauer verstorben war. Seither ist das Krankheitsbild der präsenilen Demenz (Auftreten vor dem 65. Lebensjahr) unter dem Namen Alzheimer-Krankheit weltweit bekannt. Diese Krankheit läßt sich definitiv erst durch Autopsie anhand histologischer Zeichen (senile Drusen bzw. neuritische Plaques, Fibrillenveränderungen, Gliazellproliferation) einwandfrei diagnostizieren.

Über die Entstehung der Alzheimer-Krankheit war man sich lange Zeit im unklaren, da sie aufgrund einiger klinischer Symptome sowohl in den psychiatrischen Bereich fällt und aufgrund organischer Hirnschädigungen, die noch allzu häufig als Hirnatrophie eingeschätzt werden, auch dem neurologischen Bereich zugeordnet wird. Möglicherweise wurde die Alzheimer-Krankheit von der Ärzteschaft deshalb lange Zeit vernachlässigt oder als Seltenheit betrachtet, weil man darunter lediglich jene Formen verstand, die bei jüngeren Menschen auftreten, und für die aus diesem Grunde der notwendigerweise ungenaue Ausdruck „präsenile Demenz" zutrifft.

Schon im letzten Jahrhundert lieferten Jean-Etienne Esquirol (1772–1840) und Karl Wernicke (1848–1905) eine genaue Beschreibung der senilen Demenz.

Ihre Ergebnisse fanden jedoch keine große Resonanz. Ärzte und Umgebung des Patienten betrachteten diese Involution lange Zeit als normale Entwicklung. Sie galt als Teil des Menschseins, der normalen Vergänglichkeit und der nahezu unvermeidlichen „Verkalkung", die zu Ablehnung, Resignation oder Verzweiflung führt. Es war vor allem Galen, der die Anschauung vertrat, daß hohes Alter geradezu zwangsläufig zur Demenz führe (Galen 1821).

In der Folge änderte sich die Einstellung zu dieser Krankheit allmählich; anatomisch-pathologische Untersuchungen zeigten, daß das Gehirngewebe älterer Menschen mit Demenzsymptomen ebenfalls die charakteristischen Zeichen der Alzheimer-Krankheit aufweist (Seitelberger 1958; Gerhard 1969; Volk 1982; Wurtman 1985) und daß sogar bei asymptomatischen älteren Patienten diese histologischen Veränderungen nachweisbar sind (Tomlinson et al. 1968). Es hat sich ferner herausgestellt, daß die Anzahl der neuritischen Plaques (senile Drusen) und die Alzheimer-Fibrillenveränderungen mit dem Ausmaß der Demenz korreliert (Blessed et al. 1968).

An dieser Stelle bedanken wir uns bei Herrn Prof. Dr. Volk, Neuropathologisches Institut der Universität Freiburg, für die freundliche Überlassung der Abb. 8–18.

Aufgrund der schwierigen morphologischen Unterscheidung zwischen präseniler Demenz (M. Alzheimer) und seniler Demenz vom Alzheimer-Typ (SDAT) hat sich im Schrifttum, besonders im angloamerikanischen, der Oberbegriff „Demenz vom Alzheimer-Typ“ (DAT) eingebürgert. Diese Erkrankungen gehören zusammen mit der Pick-Krankheit (Pick 1892; Pick 1901) in die Gruppe der primären degenerativen Demenzen (PDD). Einige Arbeiten mit breitem Echo (wie die offizielle amerikanische Klassifizierung DSM III) gehen davon aus, daß „beinahe alle diese dementiellen Prozesse mit einer Alzheimer-Krankheit verbunden sind“.

„Die Alzheimer-Demenz ist eines der größten medizinischen Probleme in der heutigen Welt. Die Verbesserung der Gesundheitsfürsorge und die außergewöhnliche Reduzierung der Infektionskrankheiten führten zu einer schnellen Zunahme der Gruppe der über 65jährigen. In einigen Regionen der Welt haben 15–23% der Bevölkerung dieses Alter überschritten. In dieser Gruppe weisen 11–15% der Menschen eine mehr oder weniger ausgeprägte Abnahme der intellektuellen Leistungsfähigkeit auf, wobei die Alzheimer-Krankheit in 60–70% dieser Fälle eine wichtige Rolle spielt.

Untersuchungen an verschiedenen Bevölkerungsgruppen zeigen, daß die spezifischen histopathologischen Veränderungen der Alzheimer-Krankheit im Gehirn bei 80% der als neurologisch normal anzusehenden Menschen zwischen 60 und 69 Jahren anzutreffen sind und bei fast 100% dieser Menschen über 70 Jahre.

Die Alzheimer-Krankheit ist heute so verbreitet, daß ihre histopathologischen Schädigungen als unvermeidbare Folge des Alters angesehen werden.

Obwohl bis heute keine wissenschaftliche Untersuchung zur Überprüfung dieser Hypothese vorliegt, stellen die infraklinischen Schädigungen vom Typ Alzheimer wahrscheinlich einen wichtigen Faktor für die Abnahme der funktionellen Eigenschaften bei den über 65jährigen dar. Aus all diesen Gründen könnte die Verhütung und Bekämpfung dieser Krankheit eine Erhöhung der menschlichen Gesamtproduktivität gewährleisten. Daher ist es notwendig, weltweit Initiativen zur Lösung dieser dringlichen Probleme ins Leben zu rufen“

WHO 1981

Im Moment ist die Alzheimer-Krankheit wieder stark in den Blickpunkt der Öffentlichkeit gerückt. Dies ist vor allem darauf zurückzuführen, daß man inzwischen festgestellt hat, daß mehr als die Hälfte der Patienten mit Demenz und hirnorganischem Psychosyndrom die klassischen histopathologischen Zeichen der Alzheimer-Krankheit aufweisen (Katzmann 1976; Terry u. Davies 1980). Allein in den USA wird bei 3,6 Mio. Demenzpatienten eine Anzahl von 1,8 Mio. Alzheimer-Kranken (Plum 1979) angenommen, von denen alljährlich mehr als hunderttausend an diesem irreversiblen Leiden sterben (Wurtman 1985).

Die sozio-demographische Entwicklung der Industriestaaten verdeutlicht, warum diese Krankheit direkt oder indirekt mehr oder weniger langfristig eine immer größere Bevölkerungsschicht betrifft.

Diese Tendenz wird sich in den kommenden Jahren noch weiter verstärken. In wenig mehr als einem Jahrhundert stieg die Lebenserwartung von 40 auf 75

Jahre. Jeder zwanzigste leidet bereits bei Eintritt ins Rentenalter an Demenz, jeder fünfte 20 Jahre später.

Die Alterung der Bevölkerung läßt schlimmste Befürchtungen zu: So bezeichnete man sie u.a. als „stille Epidemie", „Krankheit Nr. 1 des Jahres 2000", „Schwarze Pest" des 20. Jahrhunderts.

Sicher ist, daß die Erhöhung der Lebenserwartung den Stellenwert des Morbus Alzheimer in der Gesellschaft verändert hat.

Neben den Haupttodesursachen (Krebs, Herz-Kreislauf-Erkrankungen und Verkehrsunfälle) nimmt die Alzheimer-Krankheit nur eine unbedeutende Rolle ein: Sie ist jedoch im Begriff, sich zur wichtigsten Ursache für Morbidität, Invalidität und Mortalität zu entwickeln.

Bei der 9. Überprüfung der Internationalen Klassifizierung der Krankheiten nahm die „Senilität" als wichtige Todesursache einen der vorderen Plätze ein und verzeichnete eine erhebliche Zunahme (+16% von 1979 bis 1980 z. B.), obwohl sie auf den Totenscheinen bisher nur selten aufgeführt wird. Unter den klassischen Krankheiten der Seneszenz (Krebs, Hypertonie, Rheuma) stellt sie die Krankheit dar, die den Patienten am stärksten zur Invalidität verurteilt.

In diesem Zusammenhang liegen nur wenige zahlenmäßig belegte Untersuchungen vor. Die Erstellung von Statistiken ist schwierig, da diese Krankheit zwar sicherlich ein erhebliches Potential in den Krankenhäusern (lange und mittlere Aufenthalte, psychiatrische Plätze) und in den Altersheimen stellt, die Patienten aber in den meisten Fällen zu Hause bleiben und so der statistischen Erfassung entgehen. Es handelt sich jedoch um ein großes und lange Zeit vernächlässigtes medizinisches und soziales Problem, das – neben den Angehörigen – in erster Linie den praktischen Arzt betrifft.

Die klinischen Symptome der Alzheimer-Erkrankung sind durch Hirnleistungsstörungen gekennzeichnet, die in allen Fällen die mnestischen und intellektuellen Fähigkeiten in Mitleidenschaft ziehen (v.a. Sprechstörungen). Die Gesamtheit dieser Fähigkeiten wird heute häufig als „kognitive Funktionen" bezeichnet. Eine Beeinträchtigung dieser Fähigkeiten, die allmählich zu einem Verlust der persönlichen Autonomie führt, entspricht der medizinischen Definition der Demenz. Sie weist auf eine organische Hirnschädigung hin, wobei jedoch bei der Alzheimer-Krankheit Motilität, Sensibilität, Reflexe und Gesichtsfeld intakt bleiben. In vielen Fällen ist es jedoch schwierig, altersbedingte mnestische Störungen von den Anfangssymptomen der Alzheimer-Krankheit zu unterscheiden. Überraschend mag auch klingen, daß dieselbe Krankheit für so unterschiedliche Symptome wie z. B. aphasische Störungen oder Verhaltensstörungen in Verbindung mit Kopfschmerzen verantwortlich sein kann. Außerdem kann die Alzheimer-Krankheit über mehrere Jahre nur eine einzige genau umschriebene Hirnregion betreffen. Bekannt sein dürfte ferner, daß der Verlust jeglicher persönlicher Autonomie, der meist in der Endphase auftritt, sich bereits bei Ausbruch der Krankheit zeigen kann.

Die vielgestaltigen psychopathologischen Veränderungen in Form reduzierten Kritik- und Denkvermögens, Wortfindungsstörungen, neurastheniformen Beschwerden und Unsicherheiten in der Orientierung wurden schon früh beschrieben (Alzheimer 1906/1907; Kraepelin 1910; Hilbert 1926; Leuchtenberg 1942). Über epileptiforme Anfälle (Grünthal 1929; Eiden 1950; Lauter 1968) oder paranoide Syndrome (Alzheimer 1911, Albert 1964) als Initialsymptome ist ebenfalls berichtet worden.

Die klinische Diagnose orientiert sich zunächst an drei Phänomenen:

- Die Demenz stellt keine Krankheit dar, sondern ein Syndrom, dessen Ursachen es zu erforschen gilt. Auslösende Faktoren für ein Demenzsyndrom, vor allem des älteren Menschen, können eine demenzunabhängige Krankheit (z. B. Schilddrüsenunterfunktion), Arzneimittel (insbesondere Sedativa und Hypnotika) oder Depressionen sein.
- Der Verlauf der Alzheimer-Krankheit ist schleichend und fortschreitend ohne Anzeichen einer somatischen oder neurologischen Störung. Sie ist in allen Fällen mit Gedächtnisstörungen verbunden.
- Zusatzuntersuchungen, z. B. das Computertomogramm, erlauben z. Z. noch keine Bestätigung der Diagnose Alzheimer-Krankheit, dagegen kann mit Hilfe dieses Verfahrens ein heilbares Demenzsyndrom mit gutem Grund ausgeschlossen werden. Die Diagnose der Alzheimer-Krankheit ist also eine Ausschlußdiagnose.

Die Ursache der Alzheimer-Krankheit ist noch immer nicht genau erklärt. Auswirkungen auf das zentrale Nervensystem können zahlreiche Erkrankungen haben. Schematisch betrachtet überwiegen bei den Erkrankungen des zentralen Nervensystems vier große ätiologische Typen: Gefäßerkrankungen, Tumoren, entzündliche Erkrankungen und degenerative Erkrankungen. Der letzte Begriff ist symptomatisch für unser Unvermögen, eine Krankheitsart zu bezeichnen, die gewöhnlich ab dem 50. Lebensjahr auftritt und nur bestimmte Nerven- und Gehirnabschnitte betrifft, die durch ihre funktionelle Spezifität gekennzeichnet sind. Die Parkinson-Krankheit, das Charcot-Syndrom oder die myatrophe Lateralsklerose gehören zu diesen degenerativen Krankheiten.

Zu diesen Krankheiten zählt auch die Alzheimer-Krankheit und rechtfertigt damit den Begriff der „primären degenerativen Demenz" ebenso wie die Pick-Krankheit, die eine seltene Krankheit darstellt.

Die Behandlung dieser Art von Erkrankung wurde eingeleitet mit dem Nachweis der Neurotransmitter als Ursache für ihre funktionelle Spezifität: Die Entdeckung der Dopatherapie zur Behandlung der Parkinson-Krankheit markiert sicherlich einen Wendepunkt in der Geschichte der Neurologie. Dieser Ansatz eröffnete die Suche nach den Neurotransmittern, die für die durch die Alzheimer-Krankheit charakteristischen Ausfallserscheinungen verantwortlich gemacht werden. Therapeutische Hoffnungen sind auch mit dem Erkennen der Rolle von Azetylcholin bei mnestischen Aktivitäten verbunden. Aber ebenso wie bei der Dopatherapie gründet diese Hoffnung lediglich auf den Auswirkungen eines pathologischen Prozesses, dessen primäre Ursachen immer noch unbekannt sind.

Obwohl in zahlreichen neueren Arbeiten verschiedene Hypothesen zur Krankheitsentstehung aufgestellt wurden, konnte der eigentliche Schlüssel zu dieser Krankheit noch nicht gefunden werden, und die Kontroverse auf wissenschaftlicher Basis bleibt bestehen:

- Ist das physiologische Altern (mit einer möglichen Abnahme der geistigen Leistungsfähigkeit) im Gegensatz zur Alzheimer-Demenz zu sehen?

- Oder aber handelt es sich um eine kontinuierliche Entwicklung, die von einem gesunden Individuum im Vollbesitz seiner geistigen Kräfte ausgeht und bis zur schweren und schnell fortschreitenden präsenilen Alzheimer-Krankheit reicht und dabei alle möglichen Schwerestufen durchmacht?
- Gibt es nur eine zerebrale Alzheimer-Degeneration (mit unterschiedlichen Verlaufs- und Schweregraden) oder mehrere (sogar mehrere Untertypen der Degeneration)?

Wie dem auch sei, eine Beziehung zwischen all diesen Krankheiten und dem Altern besteht zweifellos.

In der Praxis stehen folgende Fragen im Vordergrund:

- Welche diagnostischen Kriterien gibt es und inwiefern erlauben sie eine Prognose?
- Welcher Verlauf ist vorherzusagen?
- Gibt es möglicherweise reversible Formen?
- Wie sind diese zu erkennen?
- Wird der spontane Verlauf unter Einfluß bestimmter Faktoren beschleunigt oder verlangsamt?
- Wie können die intellektuellen Leistungsausfälle klinisch gemessen und quantitativ erfaßt werden?

Trotz der unbefriedigenden Ergebnisse bei der Klärung von Ätiologie und Pathogenese ergeben sich für den Therapeuten wichtige Aufgaben:

- Wird dieser Krankheit frühzeitig Aufmerksamkeit geschenkt, so können reversible Formen der Demenz erkannt und behandelt und epidemiologische Erkenntnisse gewonnen werden.
- Der Einsatz einfachster Mittel ermöglicht eine genaue Verlaufskontrolle der Krankheit. Die ständige Betreuung erlaubt die Diagnose und Behandlung von gleichzeitig auftretenden Störungen, die den Krankheitsverlauf erheblich beschleunigen können.
- Die kontinuierliche Betreuung bessert den psychologischen Kontakt zum Patienten und wirkt sich günstig auf seine Umgebung aus.
- Die Familie braucht konkrete Ratschläge, um mit der Belastung, die die schwere Form dieser Krankheit darstellt, besser fertig zu werden und psychologische Fehler gegenüber dem Kranken zu vermeiden.

2 Ein demographisches Problem von großer Tragweite

Die absolute Zahl der Menschen über 65 Jahre bzw. der Anteil der über 65jährigen an der Gesamtbevölkerung ist seit einigen Jahren aus zweierlei Gründen erheblich gestiegen (Tabelle 1):

- Die Erhöhung der durchschnittlichen Lebenserwartung, die um die Jahrhundertwende bei 35 Jahren für Männer und bei 38 Jahren für Frauen lag und die nun bei Männern 70 Jahre und bei Frauen 78 Jahre beträgt. (Es sei angemerkt, daß die erhebliche Differenz zwischen der Lebenserwartung der Geschlechter ebenfalls Probleme bereitet.)
- Der Geburtenrückgang seit 1972 (Altern der Basis).

Tabelle 1. Änderung des demographischen Profils

Prozentsatz der Bevölkerung	Alter >65 Jahre	Alter >80 Jahre
1918	4%	–
1950	8%	1%
1983	15%	3%
2025	20%	6%

Die Alterspyramide ändert also ihre Form, sie wird an der Basis schmaler und strebt auf eine quadratische Form zu (Abb. 1 a–c). Gegenwärtig gibt es einen großen Anteil Menschen zwischen 60 und 70 Jahren, während vor zwei Jahrhunderten diese Altersgruppe kaum vertreten war und bereits die Spitze der Alterspyramide darstellte. Die Gesamtbevölkerung in der Bundesrepublik ist von 1968–1980 um etwa 7% angewachsen, während sich die Population der über 65jährigen im gleichen Zeitraum um 30% vergrößerte. In der Bundesrepublik gibt es bereits über 9 Mio. Menschen (Stand 31.12.1983), die älter als 65 Jahre sind.

Entgegen einer verbreiteten Ansicht nahm die Zahl der Menschen über 60 (und damit über 65) Jahre in der Bundesrepublik, wie auch in England und Frankreich, seit 1976 vorübergehend stark ab (Abb. 2).

Dies hängt mit den hohen Verlusten an Menschenleben im Ersten Weltkrieg 1914–1918 und der gleichzeitigen Abnahme der Geburtenzahlen zusammen.

Es erklärt auch, warum der Anteil der Menschen über 65 Jahre in der ersten Hälfte der 80er Jahre verhältnismäßig niedrig ist (Abb. 3). Diese Situation wird sich aber sehr schnell ändern.

Veränderungen der Alterspyramide

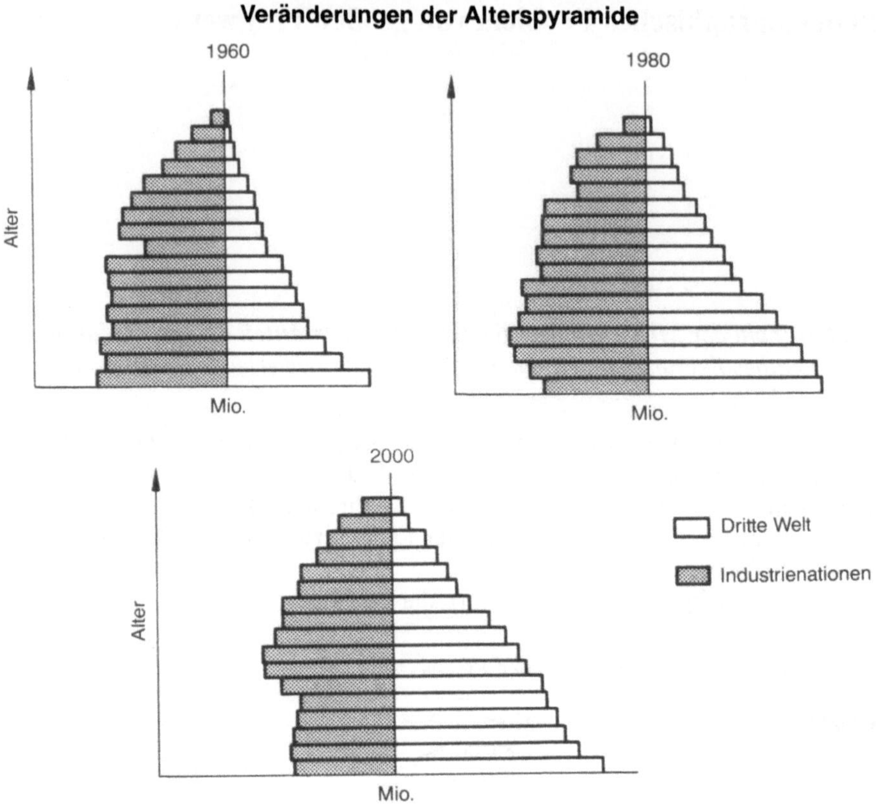

1960

1980

Alter

Mio.

Mio.

2000

Alter

Mio.

Dritte Welt

Industrienationen

Abb. 1 a–c. Vergleich der Alterspyramiden zwischen Europa und der ganzen Welt. (Institut National d'Etudes Démographiques, Paris 1982)

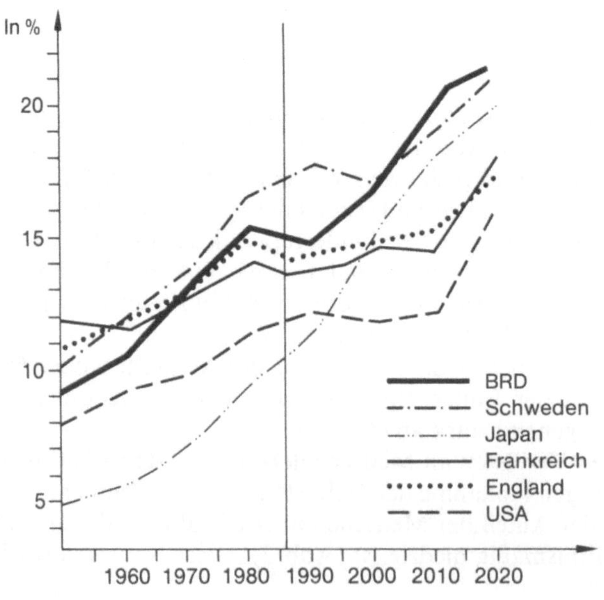

Abb. 2. Anteil der über 65jährigen und älteren Menschen in den wichtigsten Industriestaaten. (Le Monde, 5. 8. 1985)

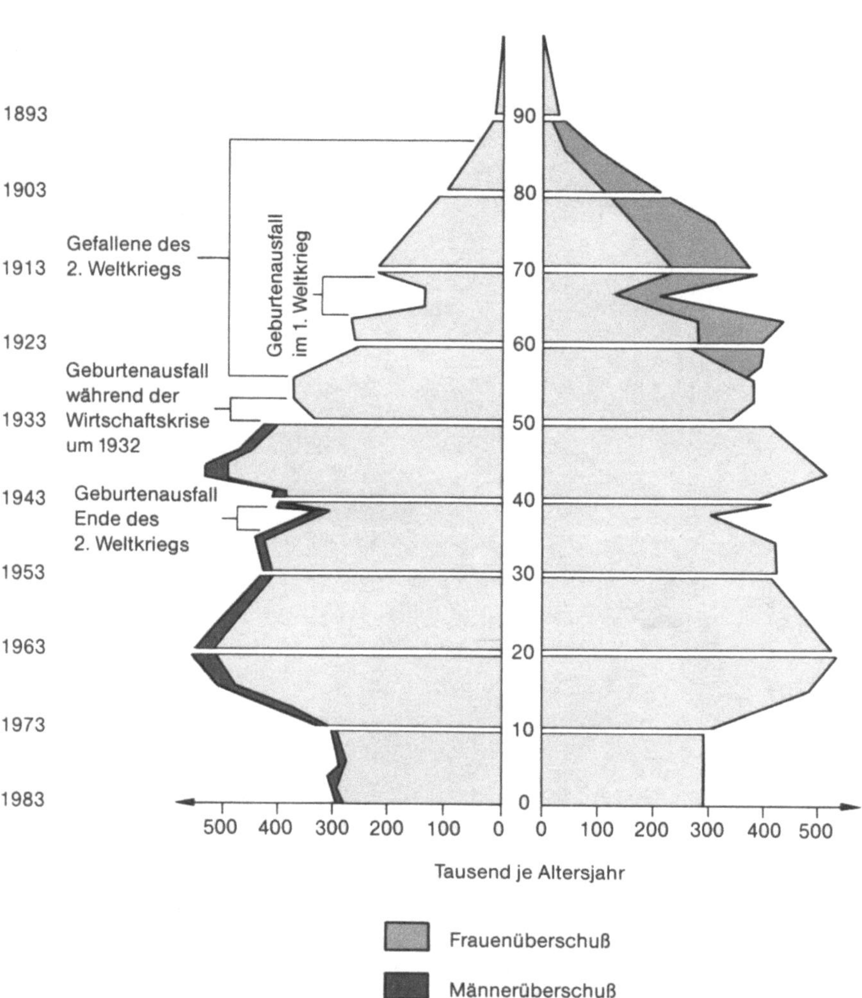

Abb. 3. Demographische Bilanz 1983. (Verteilung der Gesamtbevölkerung am 1.1.1984 nach Alter und Geschlecht; Statistisches Bundesamt 850242)

Bereits in den 20er Jahren ist in der Alterspyramide eine deutliche horizontale Verschiebung zu beobachten, der erste sog. „Baby-Boom". Hinter einer eher schwach vertretenen Generation rückt also die große Masse der 60- bis 65jährigen vor.

Diese Situation steht in deutlichem Gegensatz zu der seit etwa 20 Jahren zu beobachtenden Entwicklung, die eine explosionsartige Zunahme der alten Menschen erwarten läßt. Ab dem Jahre 2010, wenn die geburtenstarken Jahrgänge (1946–1971) das 65. Lebensjahr erreichen, wird sie sich noch weiter zuspitzen.

Macht man sich bewußt, daß die schwere Form der Demenz vom Alzheimer-Typ bei Erreichen des Rentenalters bereits jeden 20. und im Alter von 80 Jahren jeden 5. betrifft, so kann man daraus nur folgern, daß die gegenwärtige demographische Entwicklung zu einer deutlichen Ausbreitung dieser Krankheit führen wird.

3 Senile und präsenile Demenz – Versuch einer Begriffserklärung (Abb. 4)

Die Alzheimer-Krankheit ist in erster Linie durch eine Veränderung der intellektuellen Struktur gekennzeichnet und gehört damit in den Rahmen der Demenzen. Unter einem dementiellen Prozeß versteht man krankhafte Intelligenzausfälle. Während dieser Begriff zunächst die gesamte geistige Verwirrung umfaßte, wurde er später, nämlich seit Esquirol, auf ein erworbenes und irreversibles Defizit eingeschränkt, wodurch angeborene Veränderungen (z. B. Debilität) oder vorübergehende (Verwirrtheitszustände) ausgeschlossen wurden.

„Ein Demenzkranker ist ein reicher Mensch, der arm geworden ist, während ein Verrückter immer arm war“ (Jean-Pierre Esquirol, 1838)

Die Demenz ist ein erworbener Zustand, der zu einer globalen Desorganisation der intellekturellen Funktionen mit unterschiedlichen Schweregraden führt.

Die Demenz wird heute medizinisch als allmählicher und irreversibler Abfall der höheren Funktionen definiert, verbunden mit einer organischen Hirnschädigung (im Gegensatz zu den rein psychischen Erkrankungen).

Verschiedene andere Autoren verwenden den Begriff der Demenz für leichte intellektuelle Störungen (wie z. B. „gutartige Gedächtnisstörungen“), so z. B. einige angelsächsische Autoren, die den Ausdruck einer gutartigen Demenz verwenden. Gewöhnlich spricht man jedoch erst dann von Demenz, wenn sich die Ausfälle der intellektuellen Funktion auf die soziale Stellung und/oder die berufliche Tätigkeit auswirken.

3.1 Diagnostische Kriterien

Die DSM III (ins Deutsche übertragen von Köhler u. Saß, 1984), eine amerikanische Klassifizierung der Geisteskrankheiten, ist zwar umstritten, erlaubt jedoch eine Diagnose der Demenz (vgl. Tabelle 2):

- Auswirkung der intellektuellen Leistungsausfälle auf die gesellschaftliche Stellung und die berufliche Tätigkeit,
- Gedächtnisstörungen im Bereich des Kurzzeitgedächtnisses (recent memory),
- Störung von mindestens einer der folgenden Funktionen:

  Abstraktes Denken (konkrete Interpretation von Sprichwörtern, Erkennen von Ähnlichkeiten oder offensichtlichen Unterschieden zwischen Wörtern, Begriffsbildung und Erstellung von Konzepten).

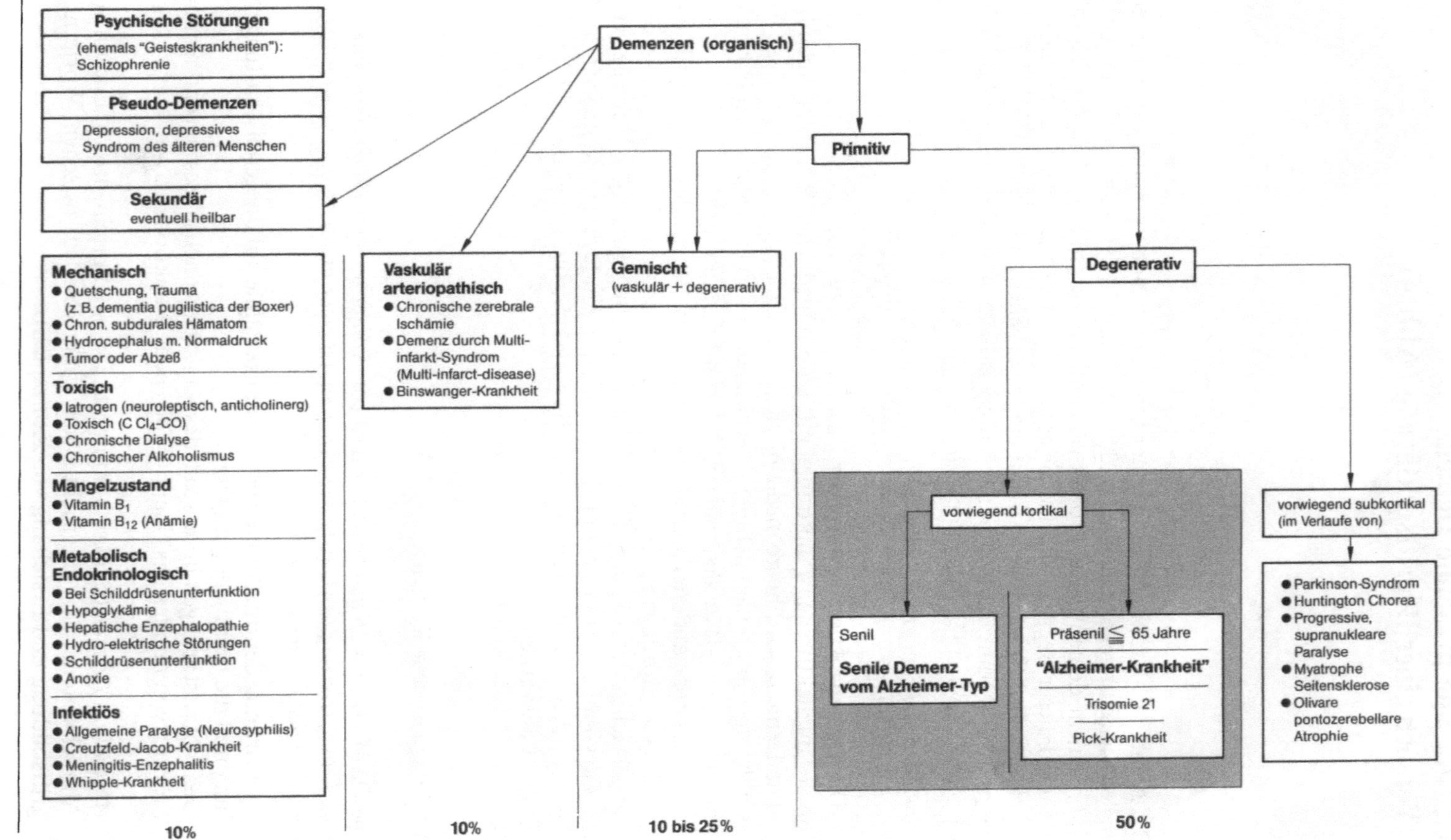

Abb. 4. Klassifizierung der Demenzen

Tabelle 2. Vereinfachte Zusammenstellung der DSM-III-Kriterien zur Demenzklassifikation. (Nach Adolfsson et al. 1986)

Parameter	Klinische Diagnose				
	AD/SDAT	Wahrscheinlich AD/SDAT	MID	Wahrscheinlich MID	Möglich MID
Entwicklung der Erkrankung	Kontinuierliche Verschlechterung	Kontinuierliche Verschlechterung	Stufenweise Verschlechterung	Stufenweise Verschlechterung	Kontinuierliche Verschlechterung
Zerebrovaskuläre Risikofaktoren	Nein	Ja	Unterschiedlich	Unterschiedlich	Ja
Neurologische Zeichen oder Symptome	Nein	Nein	Ja	Nein	Ja

Urteilsvermögen

Andere höhere Funktionen wie z. B.:

- Aphasie (Sprechstörungen, verbunden mit einer zerebralen Funktionsstörung, sprachliche Verarmung mit Einengung des Begriffs- und Wortschatzes, später Wortfindungsstörungen bis zu völligem Sprachzerfall),
- Lese-, Rechen- und Handlungsstörungen (z. B. auch gravierende Orthographiefehler),
- Apraxie mit Verlust von motorischen Handlungsentwürfen,
- Agnosie (Störung des Erkennens oder der Identifizierung von Gegenständen trotz intakter Wahrnehmung),
- Störung der „konstruktiven Funktionen" (Praxien): z. B. Unfähigkeit, eine dreidimensionale Figur nachzubilden, Würfel zusammenzusetzen oder Stäbe nach einer bestimmten Anordnung zu legen,
- im Frühstadium meist keine neurologischen Herdsymptome.

Persönlichkeit

- zunächst Fehlen von Vigilanzstörungen (keine Verwirrtheit), später progredient, v. a. nachts auftretende Verwirrtheitszustände,
- Nachweis eines organischen Faktors anhand von Anamnesebefunden, klinischen Untersuchungen oder Zusatzuntersuchungen, der in ätiologischem Zusammenhang zu den psychischen Störungen steht. Liegt ein solcher Nachweis nicht vor, kann dieser Faktor trotzdem erkannt werden, wenn Affektivitätsstörungen ausgeschlossen werden können und die Verhaltensstörungen eine Störung verschiedener kognitiver Hirnleistungen widerspiegeln.

Obwohl eine Beschreibung des klinischen Syndroms der *Änderung der kognitiven Hirnleistungen* möglich ist und die verschiedenen damit verbundenen Elemente bekannt sind, erschweren ungeklärte wissenschaftliche und epidemiologische Fragen eine bessere Definition dieser Störung.

Das Hauptproblem besteht z.Z. in den unterschiedlichen Definitionen der Schlüsselbegriffe und der daraus resultierenden Unsicherheit. Wichtig ist der Gebrauch einer einheitlichen Terminologie für die verschiedenen Erkrankungen und klinischen Syndrome.

Diese Terminologie muß in Übereinstimmung zu den üblicherweise verwandten Definitionen und dem aktuellen Erkenntnisstand stehen:

- Die klinischen Symptome altersbedingter Ausfälle der kognitiven Funktionen werden gewöhnlich unter dem Begriff „gutartige Gedächtnisstörungen beim älteren Menschen" zusammengefaßt. Diese Terminologie ist deswegen zulässig, weil 5–15% der unter diesem Begriff zusammengefaßten Diagnosen sich in eine schwere Demenz umwandeln. Aus diesem Grunde wurde auch der Begriff *Stadium der Gedächtnisstörungen* vorgeschlagen, da hier die implizite Voraussetzung einer ausschließlich gutartigen Entwicklung vermieden wird. Außerdem werden die Symptome zwischen dem „normalen" Altern und einer schwereren Symptomatik angesiedelt, wie der fortgeschrittenen Demenz.
- *Die primär degenerative Demenz* beschreibt ein klinisches Syndrom, in dessen Verlauf es zu einer Änderung der kognitiven Funktionen mit progressivem Verlauf kommt, wobei jedoch ätiologische Faktoren oder spezifische pathophysiologische Eigenschaften nicht berücksichtigt werden.
- Unter dem Begriff Alzheimer-Krankheit versteht man ein typisches klinisches Syndrom, das durch eine progressive Änderung der kognitiven Funktionen und neurohistologische Änderungen gekennzeichnet ist. Begleitsymptome sind neurofibrilläre Alterationen, neuritische Plaques und eine granulo-vakuoläre Degeneration.

  Die so definierte Alzheimer-Krankheit kann sich klinisch vor oder nach dem 65. Lebensjahr manifestieren.
- Die senile Demenz tritt relativ spät auf und kann auf eine Alzheimer-Erkrankung, eine Gefäßerkrankung oder andere Erkrankungen zurückzuführen sein.
- Der Begriff der *senilen Demenz vom Alzheimer-Typ* ist präziser als der der senilen Demenz; gefäßbedingte Demenzen werden in diesem Fall ausdrücklich ausgeschlossen. Dieser Begriff beschreibt ein klinisches Syndrom, das der primär degenerativen Demenz ähnelt. Nachteilig ist jedoch, daß er ähnlich wie bei der Alzheimer-Krankheit histologische Veränderungen impliziert, obwohl keine echte antomisch-klinische Korrelation festzustellen ist.

Die *präsenile Demenz* umfaßt ein dementielles Syndrom, das noch vor Erreichen des 65. Lebensjahres auftritt und auf verschiedene Erkrankungen zurückzuführen ist, u.a. die Alzheimer-Krankheit, jedoch nicht ausschließlich, so sei auf die Pick-Demenz verwiesen (Reisberg et al. 1983).

4 Histologische Kennzeichen

Inmitten dieses nosologischen Labyrinthes besitzt die Alzheimer-Krankheit einen Ariadnefaden: die verschiedenen histologischen Zeichen.

Kennzeichnend für die Alzheimer-Krankheit ist nicht eine einzige spezifische Veränderung, sondern der gesamte Komplex aus neuritischen Plaques, Neuronenverminderung im Bereich der Großhirnrinde, granulo-vakuoläre Degeneration der Pyramidenzellen und neurofibrilläre Degeneration der Neuronen (Abb. 5a, b).

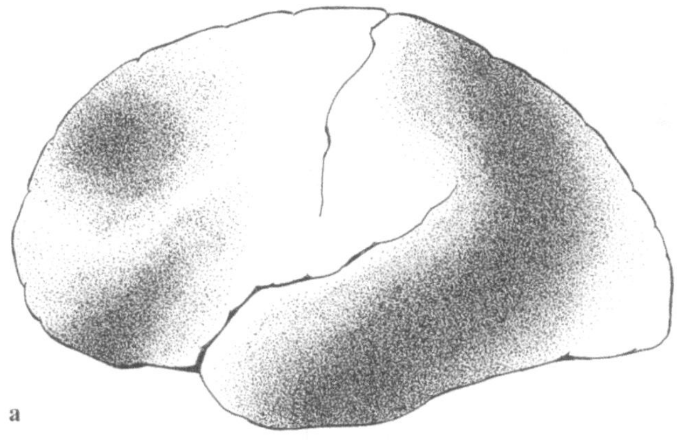

a

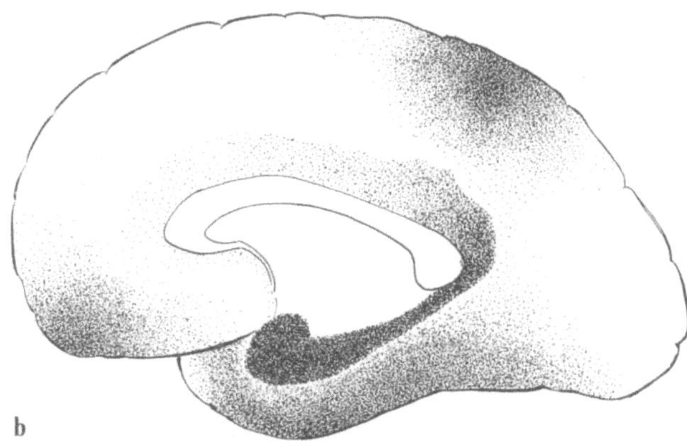

b

b Abb. 5 a, b. Verteilung der histologischen Schädigungen. Die dunklen Zonen stellen die Kortexareale dar, in denen die histologischen Änderungen am häufigsten zu beobachten sind und eine ausgeprägte Dichte aufweisen

Dieser histopathologische Befund ist jedoch nur relativ spezifisch für die Alzheimer-Krankheit und ist bei der Trisomie 21 und dem postenzephalitischen Parkinson-Syndrom ebenfalls zu beobachten (Poppe u. Tennstedt 1984); aber zumindest für die Degeneration der Plaques und die neurofibrilläre Degeneration gilt, daß ihre Zahl und ihre Verbreitung in allen Schichten der Großhirnrinde die histologische Besonderheit dieser Krankheit ausmachen (Abb. 6).

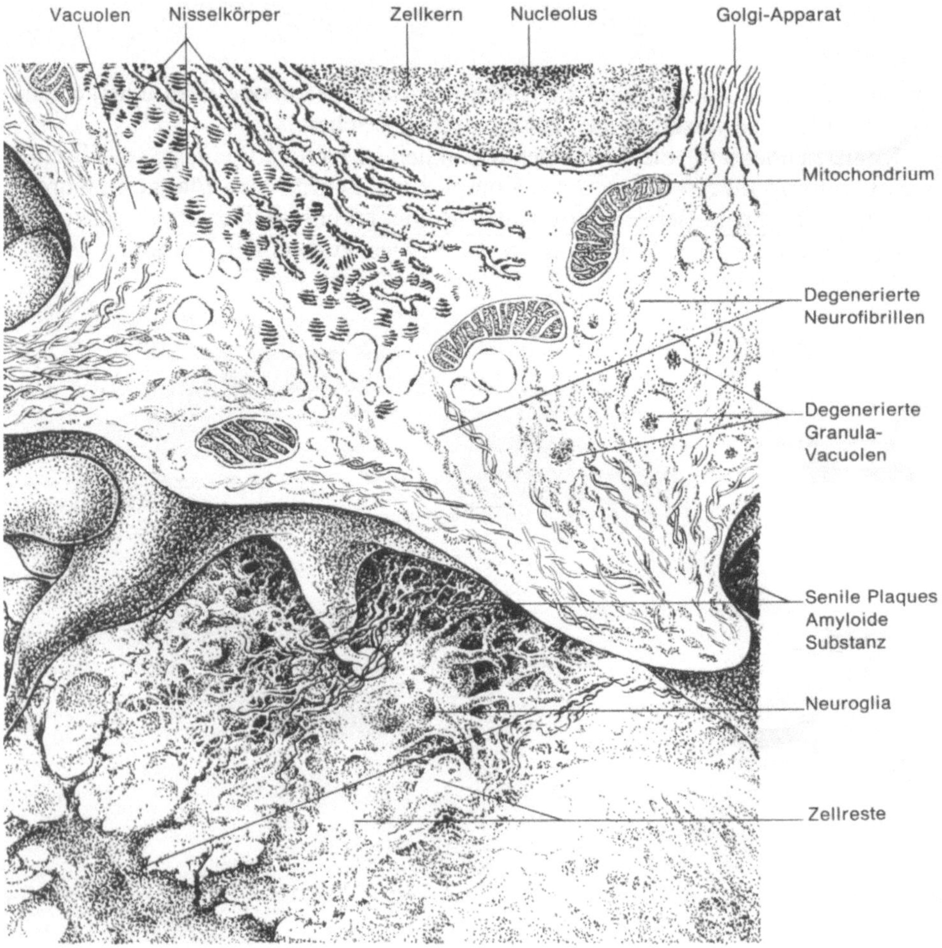

Vacuolen
Nisselkörper
Zellkern
Nucleolus
Golgi-Apparat
Mitochondrium
Degenerierte Neurofibrillen
Degenerierte Granula-Vacuolen
Senile Plaques Amyloide Substanz
Neuroglia
Zellreste

Abb. 6. Die typischen histologischen Veränderungen der Alzheimer-Krankheit

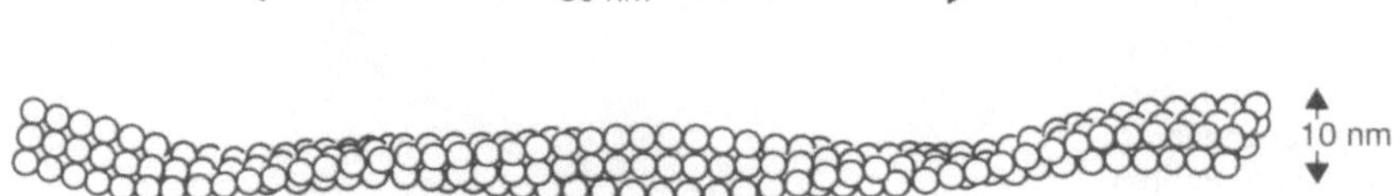

Abb. 7. Schematische Darstellung einer Alzheimer-Fibrille

4.1 Neuritische Plaques

Hierunter versteht man extraneuronale argyrophile abgerundete Bildungen mit einem maximalen Durchmesser von 50 μ. Sie haben häufig das Aussehen einer Schleife mit einem amorphen zentralen Kern, der aus einer amyloiden Substanz und einer peripheren Krone aus einem Gewirr von sich auflösenden Protoplasmafortsätzen besteht, die von einer astrozytären Gliareaktion umgeben sind. Die neuritischen Plaques sind an der Oberfläche der Großhirnrinde häufiger, insbesondere in den Stirnlappen und den Ammonshörnern.

4.2 Neurofibrilläre Degeneration

Hierunter versteht man Zytoplasmaläsionen (Perikaryon) der groß- und mittelzelligen Pyramidenzellen des Neo- und Paläokortex. Unter dem Elektronenmi-

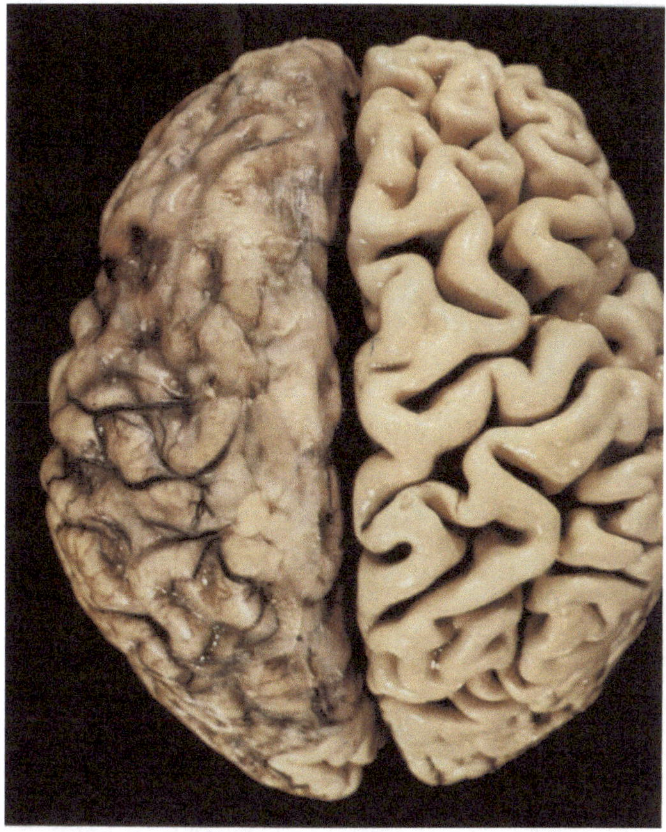

Abb. 8. Senile Demenz vom Alzheimer-Typ (SDAT). Ausgeprägte diffuse Atrophie der Großhirnwindungen. Die Furchen sind verbreitert. Auf der rechten Hemisphäre sind die weichen Häute entfernt

kroskop stellt sich die neurofibrilläre Degeneration als ein Gewirr von Fäden von 10 nm Durchmesser mit einer schraubenförmigen Raumaufteilung dar. Diese Fäden besitzen gemeinsame Antigene mit den normalen intraneuronalen Neurotubuli, was auf eine biochemische Verwandtschaft zwischen diesen beiden Strukturen schließen läßt (Abb. 7).

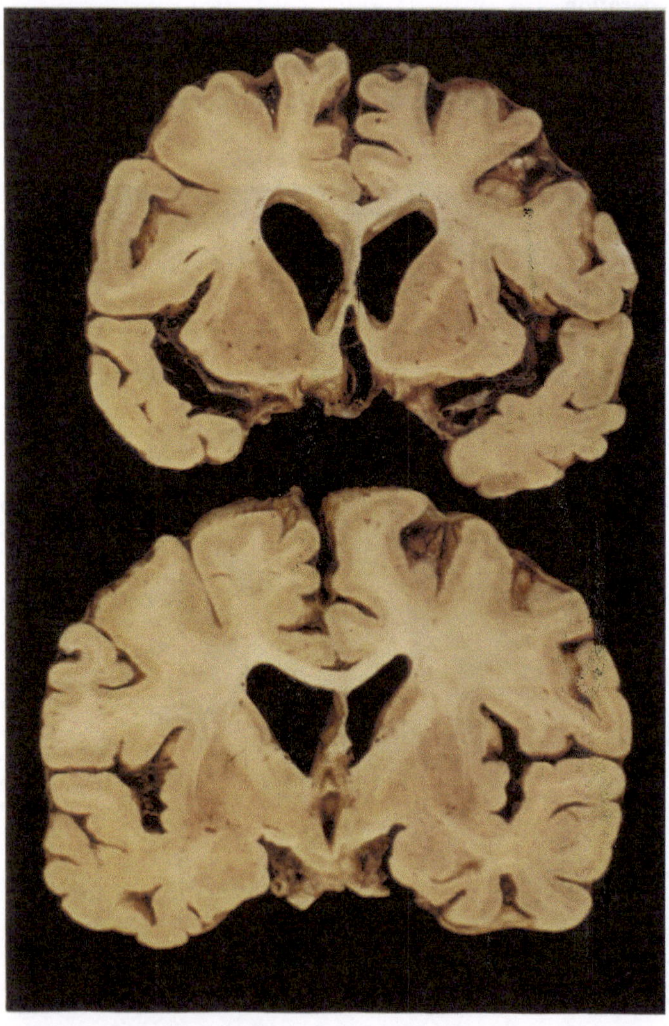

Abb. 9. Frontalschnitte durch ein Gehirn bei seniler Demenz vom Alzheimer-Typ. Mäßige Atrophie des Rindenbandes mit geringgradiger Betonung der mediobasalen Abschnitte. Deutlicher Hydrocephalus internus ex vacuo

4.3 Granulo-vakuoläre Degeneration

Sie ist weniger verbreitet und betrifft insbesondere die Pyramidenzellen, die im zytoplasmatischen Bereich kleine, klare Vakuolen mit einem Durchmesser von 4–5 μ aufweisen.

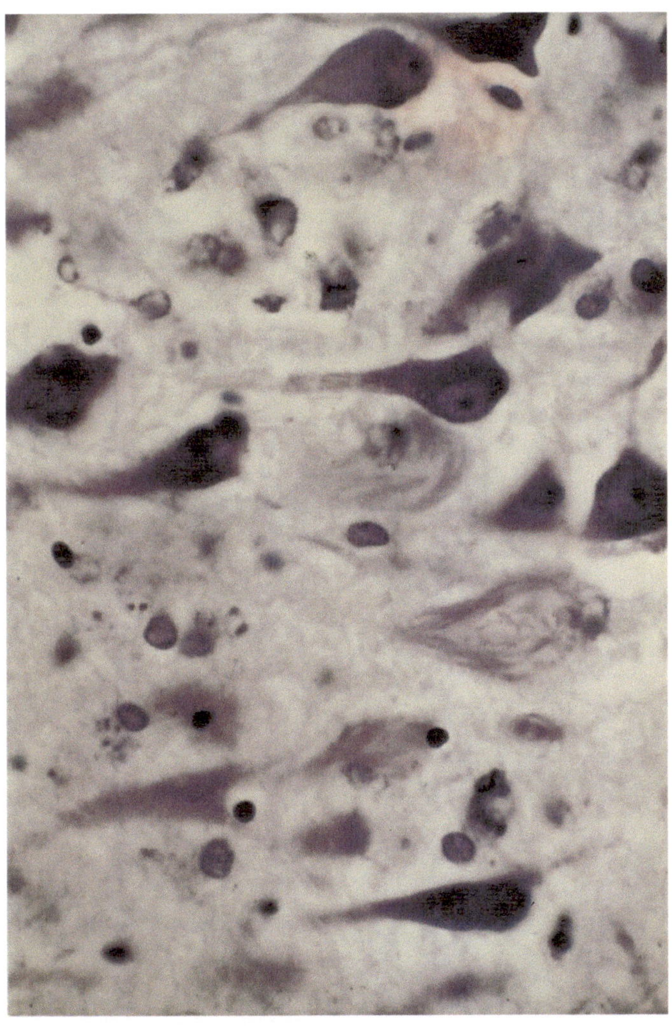

Abb. 10. Ganglienzelle aus der Hippocampusformation bei Demenz vom Alzheimer-Typ (DAT). Inmitten des Bildes befinden sich 2 Ganglienzellen mit zahlreichen fädigen Strukturen innerhalb des Zytoplasmas. Es handelt sich um Alzheimer-Fibrillen. Die umliegenden Ganglienzellen sind unauffällig. (Vergr. 500 : 1, Färbung: Nissl)

4.4 Atrophie der Großhirnrinde

Neben einer diffusen Rindenatrophie in Verbindung mit einer Ventrikeldilatation ist ein beträchtlicher Verlust an Neuronen zu beobachten, wobei der Ganglienverlust bis zu 50% betragen kann (Volk 1982). Außerdem sind hier mikroskopische Veränderungen der Nervenzellen festzustellen: z. B. dendritische Verzweigungen vom Typ einer Schwellung, die allmählich verschwinden. Auffallend ist außerdem die Rarefizierung der dendritischen Dornen und der Synapsen im Hippocampus der Großhirnrinde (Abb. 8–18).

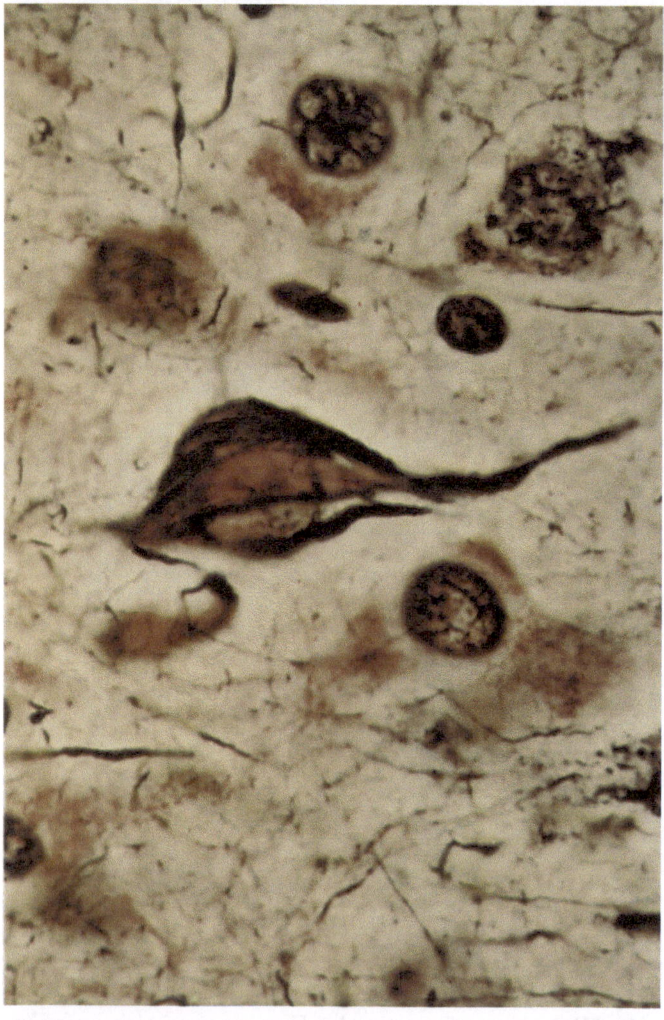

Abb. 11. Ganglienzelle aus der Hippocampusformation bei Demenz vom Alzheimer-Typ (DAT). Zahlreiche versilberbare Filamente (Alzheimer-Fibrillen) innerhalb des Zytoplasmas. (Vergr. 500 : 1, Färbung: Versilberung nach Bodian)

Bei allen Änderungen der Alzheimer-Krankheit scheint eine Art „Schwelleneffekt" vorzuliegen. Dieser Effekt kann wichtige Hinweise über die Beziehungen zwischen normaler Seneszenz und seniler Demenz liefern. Mit dem Alter nimmt die Zahl der neuritischen Plaques im Gehirn gesunder Menschen allmählich zu. Nimmt man beispielsweise unter dem optischen Mikroskop 12 senile Plättchen pro Feld als Grenze zur Klassifizierung der Menschen in „Demenzpatienten" (> 12) und Gesunde (< 12), so werden 85% der senilen Demenzpatienten und 90–100% der Gesunden oder psychisch Kranken (Depressionen) korrekt eingestuft (WHO 1981).

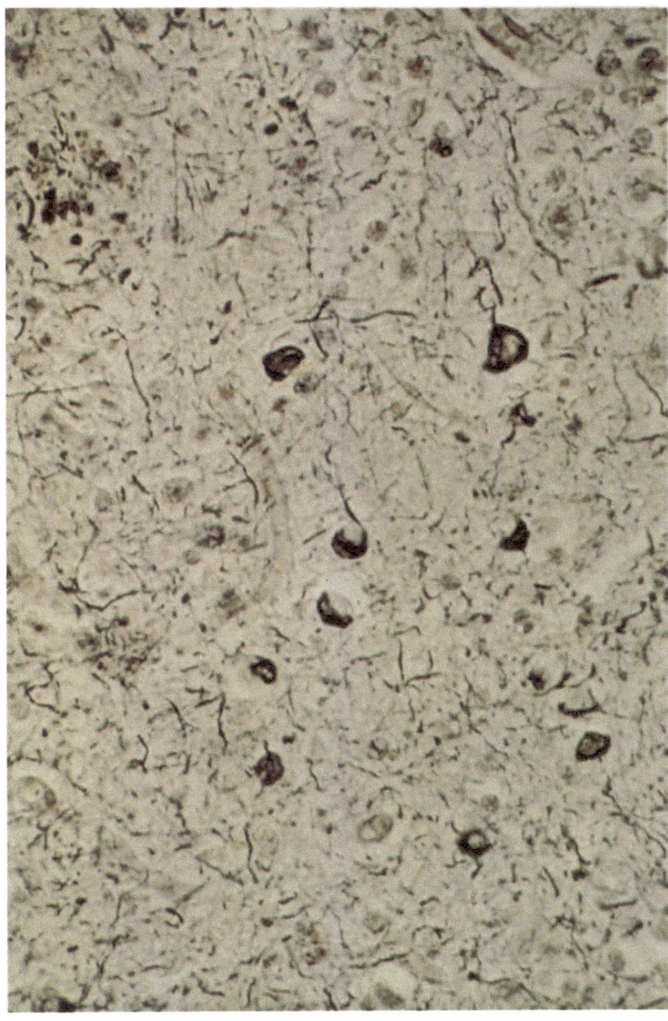

Abb. 12. Parietalkortex bei Demenz vom Alzheimer-Typ (DAT). Zahlreiche Ganglienzellen mit Alzheimer-Fibrillenveränderungen. (Vergr. 500:1, Färbung: Versilberung nach Bodian)

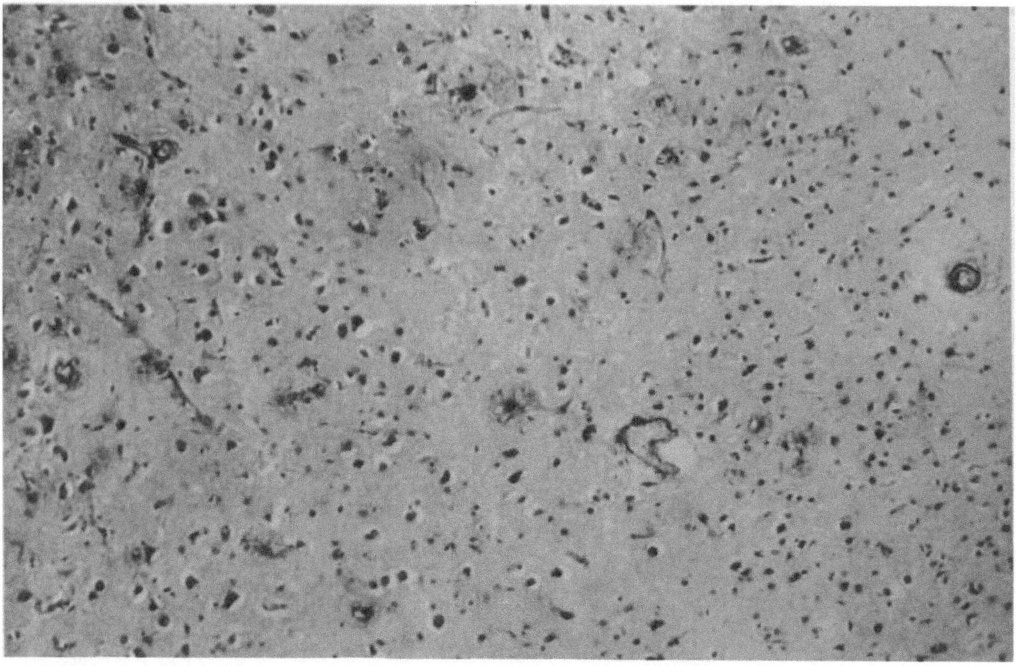

Abb. 13

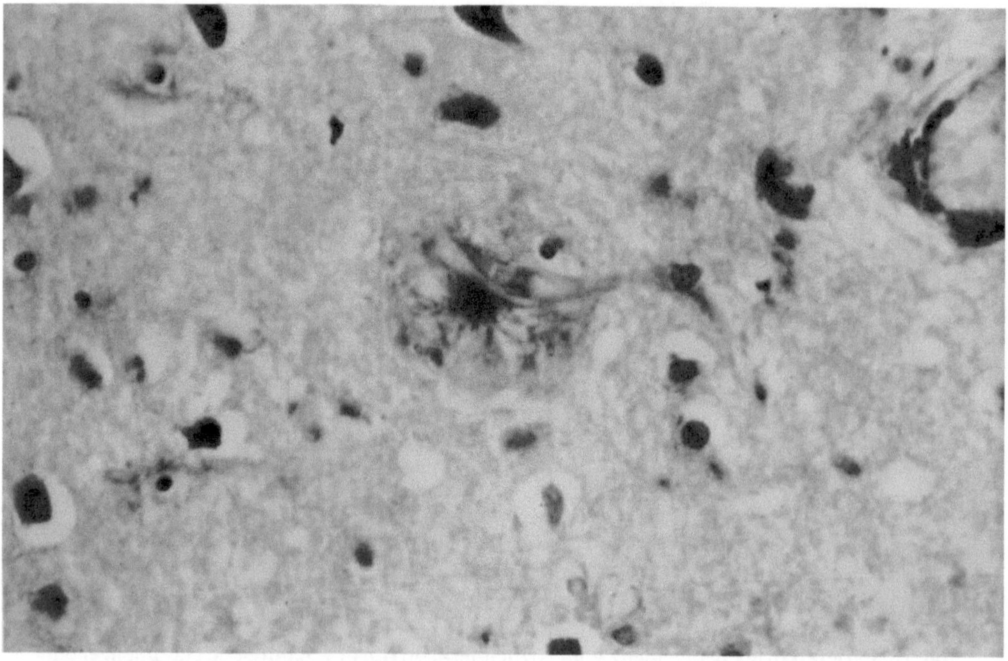

Abb. 14

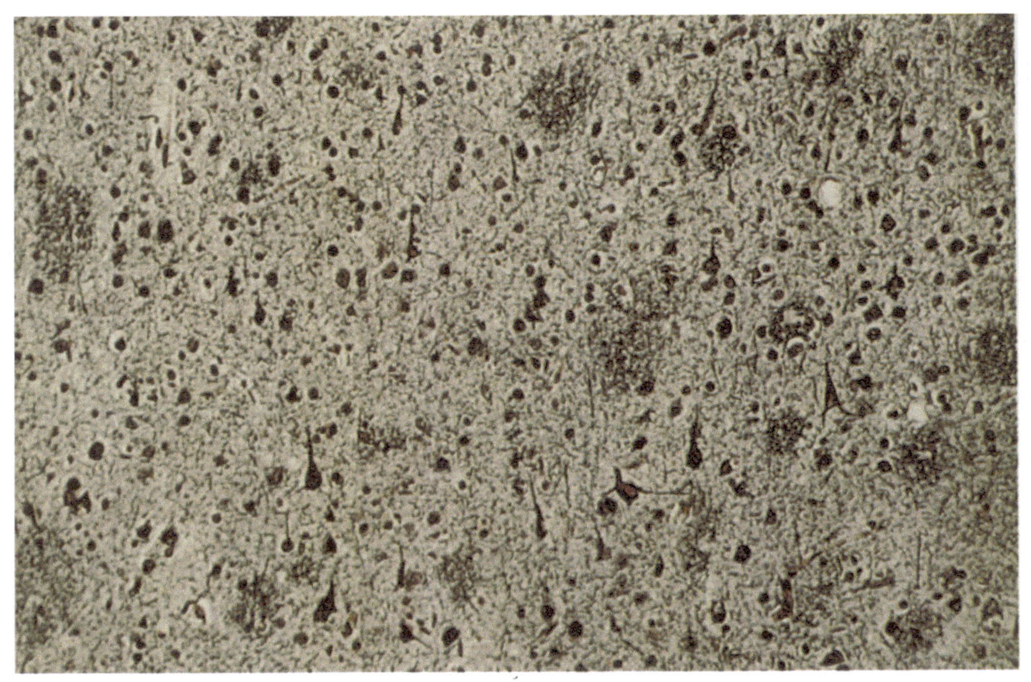

Abb. 15. Parietalkortex bei Demenz vom Alzheimer-Typ. Zahlreiche senile Drusen sowie Ganglienzellen mit Alzheimer-Fibrillenveränderungen. (Vergr. 100 : 1, Färbung: Versilberung nach Bodian)

←

Abb. 13. Parietalkortex bei Demenz vom Alzheimer-Typ. Innerhalb der Rinde zahlreiche, teilweise perivaskulär lokalisierte senile Drusen. (Vergr. 150 : 1, Färbung: Nissl)

Abb. 14. Vergrößerung aus Abb. 6. Perivaskulär lokalisierte senile Druse mit intensiv angefärbtem Zentrum. (Vergr. 450 : 1, Färbung: Nissl)

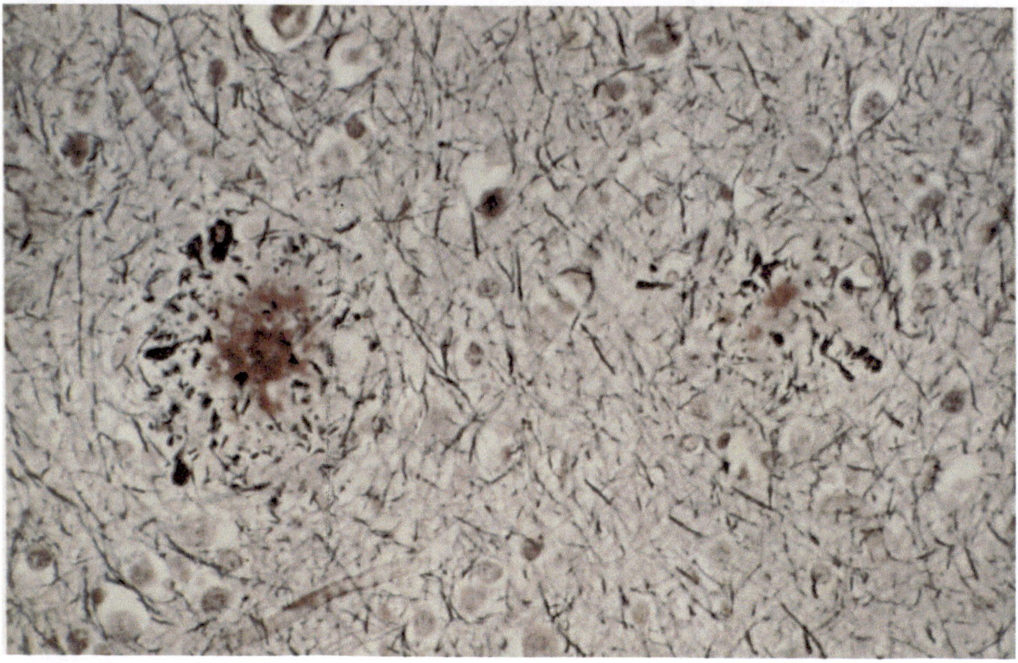

Abb. 16

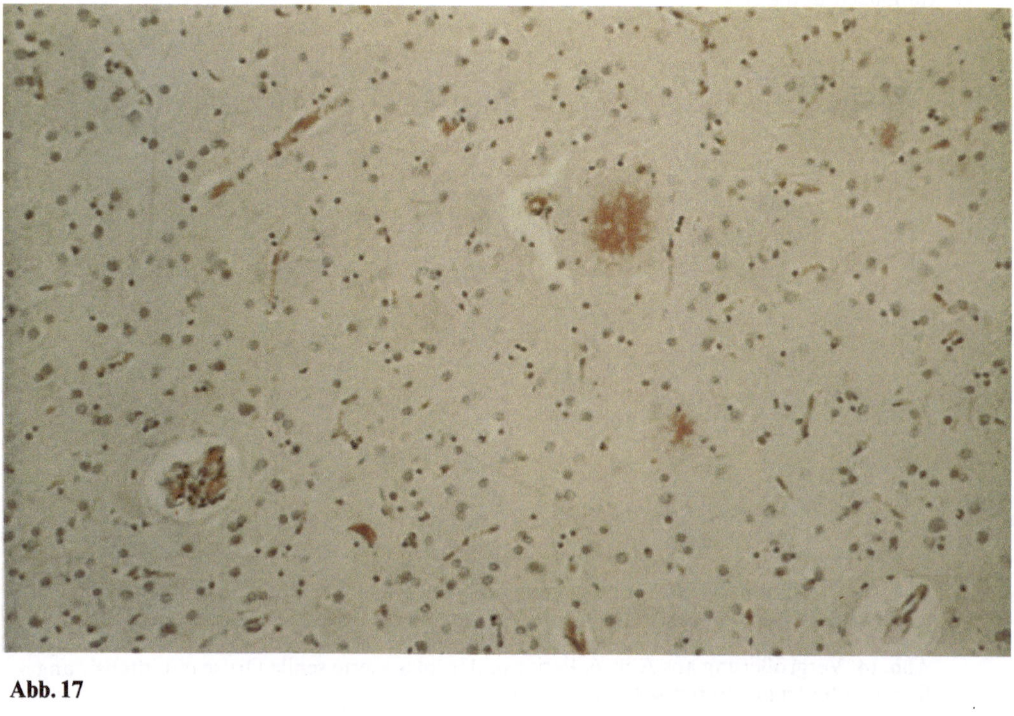

Abb. 17

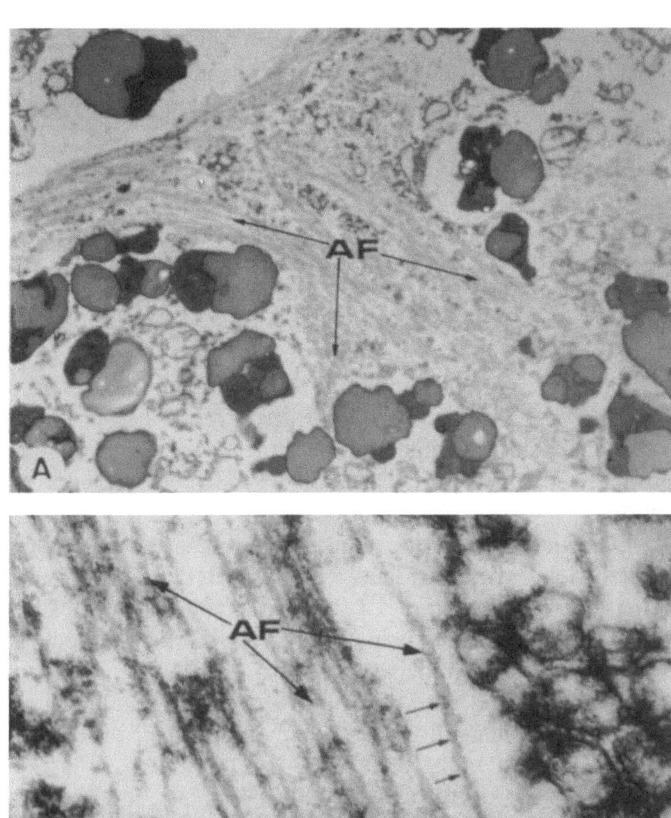

Abb. 18 a, b. Ganglienzelle aus dem Parietalkortex bei Demenz vom Alzheimer-Typ mit Alzheimer-Filamenten.
a Innerhalb des Zytoplasmas zahlreiche Alzheimer-Filamente (*AF*). Darüber hinaus zahlreiche Lipofuszingranula (elektronenmikroskopische Aufnahme, Vergr. 6000 : 1).
b Alzheimer-Filamente in höherer Auflösung. Deutlich sind die umeinander gedrehten Fibrillen zu sehen (*kleine Pfeile*). Diese Strukturen heißen deshalb auch "paired helical filaments" (elektronenmikroskopische Aufnahme, Vergr. 37 200 : 1)

Abb. 16. Parietalkortex bei Demenz vom Alzheimer-Typ. Zwei neuritische Plaques mit zentraler Amyloidablagerung und randständig angeordneten dystrophischen Axonveränderungen. (Vergr. 400 : 1, Färbung: Versilberung nach Bodian)

Abb. 17. Parietalkortex bei Demenz vom Alzheimer-Typ. Zwei neuritische Plaques mit unterschiedlich ausgebildeten Amyloidzentren. (Vergr. 250 : 1, Färbung: Kongorot)

Dieser Schwelleneffekt kann noch auf andere Art und Weise wiedergegeben werden. Unterschwellige Läsionen, die mit isoliert betrachteten intakten Hirnfunktionen vereinbar sind, können Demenzsymptome auslösen (Beispiel: gemischte Demenz).

Die anatomische und pathologische Untersuchung der Alzheimer-Krankheit sowie die Ergebnisse von Tierversuchen lassen folgende Schlüsse zu (WHO 1981):

Die Alzheimer-Krankheit existiert als natürliche Krankheit bei keiner anderen bekannten Art. Außerdem ist eine künstliche Induktion bei Tieren nicht möglich.

Der Prozeß der Vergreisung nimmt dem davon betroffenen Menschen lediglich die höheren Funktionen, die er sich im Laufe der Evolution erst in jüngerer Zeit aneignen konnte. Bei den für diese Krankheit charakteristischen histopathologischen Veränderungen im Neokortex bleiben die primären Gehör- und Sehregionen, die sensorischen Zonen des Körpers und der motorische Kortex verschont.

Die wichtigen histopathologischen Läsionen bei der Alzheimer-Krankheit wirken sich auf die medianen Strukturen des Temporallappens und die Verbindungszonen zwischen den Temporal-, Parietal- und Okzipitallappen aus.

Die Faktoren, die für diese selektive Verletzlichkeit verantwortlich sind, bleiben unbekannt, möglicherweise aber hat der Evolutionsprozeß, der die schnelle Entwicklung des Neokortex und der subkortikalen Strukturen begünstigt hat, den Homo sapiens für diese tödliche Krankheit prädisponiert.

5 Ätiologie

Von verschiedenen Forschungsgruppen, die an der Alzheimer-Krankheit arbeiten, werden z. Z. unterschiedliche Hypothesen verfolgt.

5.1 Neurochemische Hypothese

• Jede pathogenetische Hypothese muß den spezifischen Anomalien der Neurotransmitterstrukturen Rechnung tragen, dem dopaminergen und insbesondere dem cholinergen System, an dem sich die wichtigste biochemische Anomalie im Zusammenhang mit der Alzheimer-Degeneration darstellt (Bowen et al. 1983; Davies u. Maloney 1976; Hedreen et al. 1984; Mesulam et al. 1984; Whitehouse et al. 1985).

Im Hippocampus und in der Großhirnrinde von Kranken kann die Konzentration von Azetylcholintransferase (CHAT) gegenüber einem gleichaltrigen gesunden Vergleichskollektiv um 30–50% reduziert sein (Davies u. Maloney 1976; Davies 1979; Perry et al. 1977), im Neokortex sogar bis zu 97% (Henke u. Lang 1983).

Der Abfall der Azetylcholintransferase bei der Alzheimer-Krankheit und bei der SDAT verläuft parallel zum Schweregrad der neurohistologischen Schädigungen und des klinischen Defizits (Blessed et al. 1968; Wilcock et al. 1982). Die Beziehung zwischen der Änderung der cholinergen Systeme und den Gedächtnisstörungen scheint derzeit gesichert.

Das Defizit umfaßt keine globale Degeneration der zentralen cholinergen Neuronen, sondern nur die einiger subkortikaler Kerne, besonders der Nucleus basalis Meynert, die für die cholinerge Nervenversorgung der Großhirnrinde und des Hippocampus verantwortlich sind (Hyman et al. 1984; Arendt et al. 1984). Es handelt sich also um eine präsynaptische Anomalie des cholinergen Systems, wobei die Zellen des Kortex oder des Hippocampus normale cholinerge Rezeptoren besitzen.

• Die Läsionen des Meynert-Kerns (variable Verknappung der Zellen, neurofibrilläre Degeneration) könnten als Erklärung für das Azetylcholintransferasedefizit und die Degeneration der cholinergen Fasern dienen (Whitehouse et al. 1982).

Es gibt weiterhin Hinweise, daß die Degeneration der cholinergen Fasern eine Vorbedingung für die Bildung neuritischer Plaques darstellt (Struble et al. 1982). Allerdings müßte noch der Ursprung der neurofibrillären Degeneration und des Neuronenabfalls im Kortex geklärt werden. Interessanterweise wurde auch eine positive Korrelation zwischen der Reduktion der Cholinazetyltransferase und der Schwere der Demenz einerseits und der Zahl der neurofibrillären Stränge andererseits gefunden (Wilcock et al. 1982).

Die jüngsten Erkenntnisse, nach denen der Neuronenabfall im Meynert-Kern bei den Demenzen vom Parkinson-Typ größer ist als bei den Demenzen vom Alzheimer-Typ (Candy et al. 1985) besagen auch, daß das Defizit der oberen Funktionen nicht nur mit dem cholinergen Defizit zusammenhängt (Adolfsson et al. 1979).

Das Vorliegen eines massiven und vorherrschenden cholinergen Defizits in der Großhirnrinde und im Hippocampus ist inzwischen gesichert.

Dieses cholinerge Defizit gibt jedoch nicht die ganze neurochemische Erkrankung des Gehirns bei der Alzheimer-Krankeit wieder (Noradrenalin-, Serotonin- und Somatostatindefizit) (Rossor et al. 1984; Cross et al. 1984; Joynt u. Mc Neill 1984). Es erklärt auch nicht die Gesamtheit der histologischen und klinischen Erscheinungsbilder, zumal diese neurochemischen Enzymveränderungen auch bei der Pick-Krankheit nachgewiesen werden konnten (Meier-Ruge et al. 1984).

Die Ursache des cholinergen Defizits (insbesondere die Läsionen des Meynert-Kerns) könnte in einer besonderen Empfindlichkeit dieser Art von Neuronen gegenüber den Stoffen liegen, die die Alzheimer-Krankheit auslösen (viral, toxisch, immunologisch).

5.2 Genetische Hypothese

Die genetische Hypothese stützt sich auf epidemiologische Untersuchungen, die Hinweise auf erblich bedingte Formen der Alzheimer-Krankheit erbrachten (Heyman et al. 1984; Köhler u. Saß 1984).

Bei Untersuchungen innerhalb von Familien wurde beobachtet, daß ein fehlendes Gen ähnlich wie ein dominantes Autosom übertragen wird. Wird diese Krankheit nur von einem einzigen Gen oder von einer ganzen Gengruppe ausgelöst?

Die Wahrscheinlichkeit, daß ein Mensch, in dessen Verwandtschaft jemand am Alzheimer-Syndrom leidet, ebenfalls daran erkrankt, beträgt 17%. Nach anderen Angaben zur familiären Häufigkeit (Köhler u. Saß 1984) besteht bei Verwandten ersten Grades ein 4mal bis 7mal (Breitner u. Folstein 1984) höheres Erkrankungsrisiko als bei der Gesamtbevölkerung.

Chromosomenanomalien (Aneuploidie) waren sowohl innerhalb von Familien als auch in vereinzelten Fällen anzutreffen (Buckton et al. 1982). Auffällige Chromosomenveränderungen ließen sich in verschiedenen Studien jedoch nicht finden (Smith et al. 1984; Moorhead u. Heyman 1983). Zu beobachten ist die Aneuploidie auch bei anderen Krankheiten, die ebenfalls mit einem Defizit der Raumstruktur der Mikrotubuli einhergehen: Trisomie 21. Diese Krankheiten treten innerhalb einer Familie häufig gemeinsam auf (Heyman et al. 1983). Das Down-Syndrom wird inzwischen als prädisponierender Faktor für Morbus Alzheimer bezeichnet (Terry u. Katzmann 1983; Köhler u. Saß 1984). Eine gemeinsame ätiologische Basis wird jedoch kontrovers diskutiert (Whalley 1982; Sinex u. Myers 1982; Lott 1982; Heston 1982).

Wegen des Zusammenhanges zwischen Morbus Alzheimer und Trisomie 21 wurde auch das Elternalter betroffener Alzheimer-Erkrankter untersucht. Ein signifikanter Unterschied zu einem gesunden Vergleichskollektiv fand sich in den meisten Studien jedoch nicht (Knesevich et al. 1982; Corkin et al. 1983), obwohl auch Berichte vorliegen, wonach das väterliche Alter bei Alzheimer-Patienten auffallend erhöht ist (Powell u. Folstein 1984). Der Nachweis familiärer Formen der Alzheimer-Krankheit reicht als Beweis für eine genetische Übertragung dieser Krankheit nicht aus, weil diese Familien in ihrer Umgebung demselben pathogenen Keim ausgesetzt sein konnten. Außerdem tritt die große Mehrzahl der Fälle mit seniler Demenz vom Alzheimer-Typ vereinzelt auf, wobei die genetischen Faktoren nur eine indirekte Rolle zu spielen scheinen. Untersuchungen zur HLA-Typisierung ergeben bisher nur unzusammenhängende Ergebnisse in bezug auf die sporadischen Formen (Delasnerie-Lauprêtre et al. 1983; Guard et al. 1979). Bei den familiären Formen dagegen lassen die Ergebnisse auf eine mögliche Verbindung einer oder mehrerer Gene, die für die Alzheimer-Krankheit empfänglich sind, mit dem HLA-System schließen.

Die Rolle eines erblichen Faktors wird inzwischen allgemein anerkannt. Dabei handelt es sich um eine multifaktorielle Erblichkeit mit vereinzelt auftretenden Fällen oder aber um familiäre Formen, die sich gewöhnlich früher zeigen.

Die Übertragung erfolgt ähnlich wie bei einem dominanten Autosom und betrifft wahrscheinlich die Chromosomen 6 und 14 (Weitkamp et al. 1983).

Diese Übertragungsart entspricht der familienbedingten Jacob-Creutzfeld-Krankheit, bei der die Hypothese einer genetischen Empfänglichkeit und einer Slow-virus-Infektion schon in frühester Kindheit am wahrscheinlichsten ist (Buckton et al. 1983; Smith et al. 1983). Seit man anhand von detaillierten Stammbaumuntersuchungen weiß, daß offensichtlich die Erblichkeit der Alzheimer-Krankheit über die einfache autosomal dominante Übertragung hinausgeht, d. h. die statistische Wahrscheinlichkeit über der der Mendelschen Gesetzmäßigkeit liegt (Foncin et al. 1985), steht die Diskussion über die genetische Transmission wieder im Blickpunkt.

5.3 Virale Hypothese

Diese Hypothese wurde in Analogie zur Jacob-Creutzfeld-Krankheit erstellt, einer sehr seltenen Hirnkrankheit (1/1 Mio. jährlich), die im Alter von 55–75 Jahren auftritt und rasch, meist innerhalb eines Jahres, zum Tod führt.

Diese Krankheit ist übertragbar (durch intrazerebrale Injektion gereinigter Extrakte des infizierten Gewebes) und damit auf einen infektiösen Erreger zurückzuführen, möglicherweise auf einen atypischen langsamen Virus (Masters et al. 1981).

Der Zusatz eines zerebralen Extraktes eines Alzheimer-Kranken zur fetalen Neuronenkultur eines Menschen führt zum Auftreten schraubenförmiger und paarweise aufgerollter Fasern, die z. T. an das Aussehen der neurofibrillären Degeneration bei der Demenz erinnern (Aoki et al. 1982). Ein Zusammenhang zwischen Zytomegalievirus und Alzheimer-Krankheit ließ sich bislang nicht bestätigen (Renvoize u. Hambling 1984).

Wenn die Alzheimer-Krankheit durch einen infektiösen Erreger entsteht, müßte sie auch übertragbar sein. Die vereinzelte Form der Krankheit widerstand bisher allen Versuchen einer Übertragung und kann daher nicht als übertragbare Krankheit angesehen werden (Deutsch et al. 1982). Bei der familiären Form waren einige Fälle der Übertragung auf Tiere festzustellen. Die Zahl dieser Fälle war jedoch zu gering, um daraus irgendwelche sicheren Schlüsse zu ziehen.

Wenn es einen viralen Erreger gibt, dann verursacht er die für die Krankheit typische Hirnschädigung wahrscheinlich durch seine Wechselwirkung mit dem Immunsystem.

Möglicherweise erfordert die Infektion durch den Erreger der Krankheit (falls es einen solchen gibt) einen besonderen genetischen Kontext, eine gleichzeitige Immunschwäche oder aber einen vorherigen Kontakt mit einem Toxin in der Umgebung.

5.4 Immunologische Hypothese

Die mögliche Rolle immunologischer Mechanismen (Fudenberg et al. 1984) bei der Alzheimer-Krankheit basiert auf mehreren Fakten: Erkrankung im höheren Alter, Amyloidnachweis in den altersbedingten Plaques (Ishii u. Haga 1984), Vorliegen übertragbarer Demenzen ...: alle diese Faktoren unterstreichen die Rolle eines Immunfaktors.

Begleitsymptome des Immundefizites bei der Alzheimer-Krankheit (insbesondere bei den frühen Formen) sind:

- globaler Lymphozytenrückgang mit abnormer Verteilung der lymphozytären Subpopulationen;
- erhöhtes Vorkommen von Autoantikörpern (für bestimmte Organe spezifische Antikörper, Antikörper, die auf die Bestandteile des Nervensystems gerichtet sind, antizelluläre Antikörper der Hypophyse).

Die Beobachtung eines immunologischen Defizits allein reicht für den Nachweis des autoimmunen Ursprungs der Krankheit nicht aus, v. a. da Störungen des Immunsystems bei älteren Menschen unabhängig von jeglicher Demenz häufig auftreten. Die Entwicklung von Antikörpern gegen die Bestandteile des Nervensystems hängt stärker mit dem Altern als mit einer spezifischen Beeinträchtigung bestimmter Systeme zusammen. Im Gegensatz zur Jacob-Creutzfeld-Krankheit, bei der die gegen die axonalen Neurofilamente gerichteten Antikörper spezifisch sind.

Man tendiert immer stärker dazu, die antizellulären Antikörper der Hypophyse als Hinweis auf die senile Demenz vom Alzheimer-Typ zu werten, insbesondere, wenn gleichzeitig ein Defizit der kognitiven Funktionen vorliegt, unabhängig vom Befund einer antehypophysären Insuffizienz und eines insulintherapierten jugendlichen Diabetes.

Kann den antizellulären Antikörpern der Hypophyse eine aktive Rolle zugeschrieben werden, oder stellen sie lediglich gegenwärtige, vergangene oder zukünftige Zeugen einer autoimmunitären Zerstörung bestimmter neuroendokriner Systeme dar?

5.5 Vaskuläre und metabolische Hypothese

Die Alzheimer-Krankheit sowie die Gesamtheit der primär degenerativen Demenzen geht mit einer deutlichen Verringerung des zerebralen Blutdurchflusses (CBF), der Sauerstoff- und Glukoseutilisation und der mit Hilfe von Sauerstoff und Glukose erzeugten Energie einher.

Es ist bekannt, daß bereits unter physiologischen Alterungsvorgängen des Gehirns mit der Folge eines etwa 20%igen Nervenzellverlustes (Brody 1955; Tomlinson et al. 1968) der Stoffwechselbedarf des Nervengewebes und die daran gekoppelte Hirndurchblutung sinken (Fazekas et al. 1955). Zu unterscheiden davon sind pathologische Veränderungen von Hirnstoffwechsel und Durchblutung, die das übliche Maß altersabhängiger Verminderungen weit überschreiten und zu erheblichen Funktionsstörungen führen. Mit Hilfe moderner Meßmethoden ist man heute in der Lage, Durchblutung und Stoffwechsel im Gehirn regional zu untersuchen und altersabhängig von pathologischen Veränderungen zu differenzieren.

Die Stickoxidulmethode (Kety u. Schmidt 1945) und ihre Modifikation (Bernsmeier u. Siemons 1953), die lediglich die Bestimmung der Gesamthirndurchblutung einer Hemisphäre mit Mischung von der anderen Hemisphäre und eventueller Kontamination extrazerebraler Gefäße (Heiss et al. 1985 b) gestattet, ist inzwischen durch die Xenon-Clearance-Methode (Lassen u. Ingvar 1963) abgelöst worden. Dieses Verfahren erlaubt die getrennte zweidimensionale Registrierung der Perfusion der grauen und weißen Substanz, in ihrer Weiterentwicklung sogar mit nichtinvasiver Technik durch inhalative Applikation des Isotops (Obrist et al. 1967). Die Positronenemissionstomographie (PET) ermöglicht darüber hinaus die dreidimensionale, regionale Bestimmung der zerebralen Sauerstoffaufnahme und Glukoseutilisation (Phelps et al. 1977; Reivich et al. 1977). PET-Untersuchungen zeigten eine direkte Korrelation zwischen dem Schweregrad der Demenz und der Reduktion von regionaler Hirndurchblutung und regionalem Sauerstoffverbrauch (Frackowiak et al. 1981; Kohlmeyer 1982). Die Verminderung des Glukoseverbrauchs wird heute als führende Störung (Heiss 1983) bei der Mehrzahl der primär degenerativen Demenzen betrachtet, während die Durchblutungsstörung lediglich bei etwa einem Fünftel der Demenzpatienten im Vordergrund steht (Hoyer 1972).

Bei der präsenilen Demenz vom Alzheimer-Typ zeigen sich die deutlichsten Abfälle des Glukoseverbrauchs im Parietal- und Frontallappen der Großhirnrinde, also an den Stellen, an denen auch die anatomischen und pathologischen Veränderungen am offensichtlichsten sind, während der Glukosestoffwechsel in primär sensorischen, motorischen und visuellen Arealen verhältnismäßig gering beeinflußt ist (Benson et al. 1981).

Ist der Hypometabolismus Ursache oder Folge der zerebralen Schädigung? Nach Ausschluß der Arteriosklerose und der ischämisch bedingten zerebralen Gefäßstörungen des Gehirns als Ursache für Demenzen nimmt man an, daß Durchblutungs- und Stoffwechselstörungen zwar nicht die primäre Ursache sind, aber doch zumindest eine Rolle spielen bei der Alzheimer-Krankheit.

MMA2.IMM
7
10
14
17
20
23
27
30
33
a

MNA1.IMM
5
10
15
20
25
30
35
40
45
50
MAX PLANCK INSTITUT KOELN
METABOLISM (UMOL GLU/100G/MIN)
b

MDO1.IMM
7
10
14
17
20
23
27
30
33
36
MAX PLANCK INSTITUT KOELN
METABOLISM (UMOL GLU/100G/MIN)
c

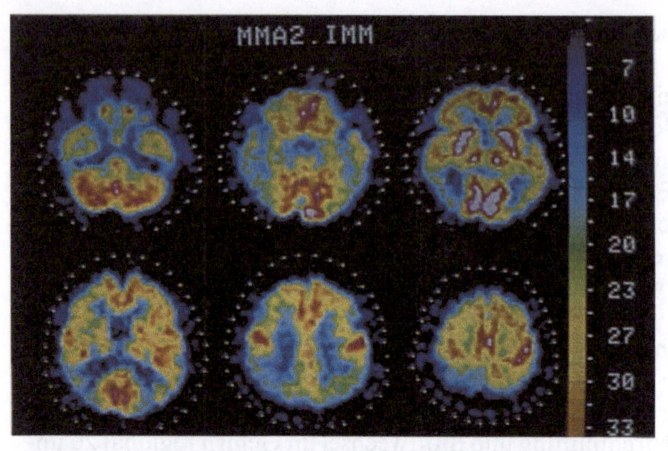

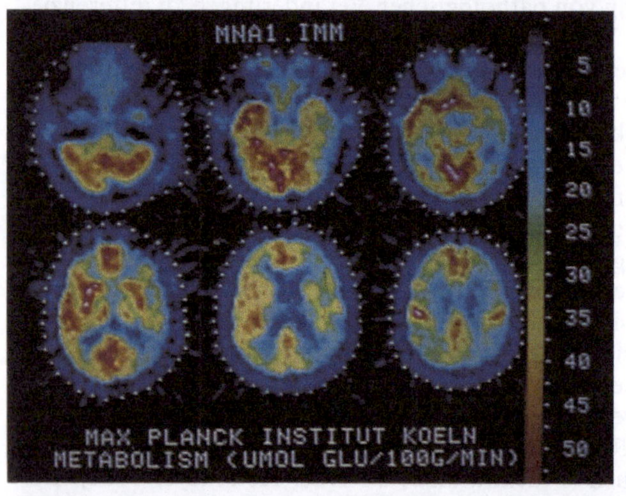

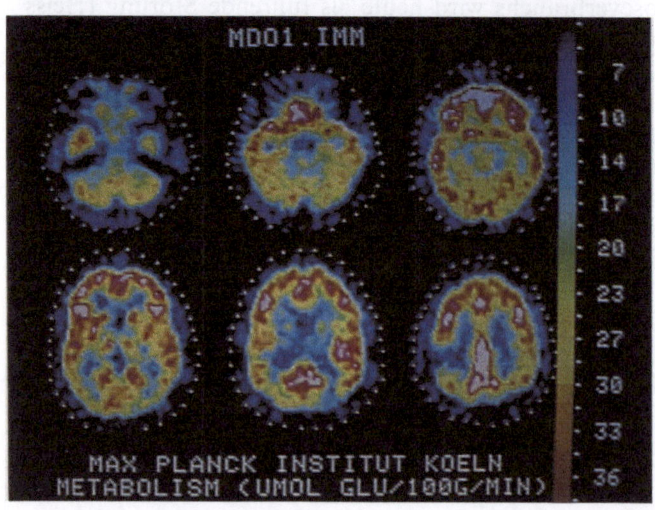

5.6 Hypothese der toxischen Wirkung von Aluminium

Im Gehirn der Patienten mit Alzheimer-Krankheit ist ein erhöhter Aluminiumspiegel zu beobachten, wobei sich das Aluminium vorwiegend in den Neuronen akkumuliert, die eine neurofibrilläre Degeneration aufweisen (Crapper et al. 1980; King 1984).

Bei progressiver Enzephalopathie der Dialysepatienten werden 5mal höhere Aluminiumkonzentrationen registriert, ohne daß dadurch neurofibrilläre Schädigungen entstehen.

Die zerebrale Injektion von Aluminiumsalzen beim Tier führt zu Hirnschädigungen vom Typ einer neurofibrillären Degeneration, mit dem Unterschied, daß es sich hierbei um einfache Filamente handelt und niemals um schraubenförmig angeordnete Paare und daß sie sich in Arealen des Nervensystems bilden, die niemals von der Alzheimer-Krankheit betroffen werden.

Der Nachweis von Aluminium bei der neurofibrillären Degeneration beweist vielleicht nur die Affinität von Aluminium für die degenerative Läsion.

Möglicherweise ist Aluminium nicht direkt verantwortlich für die klinischen und histologischen Krankheitszeichen, wobei aber Aluminiumspuren bei Menschen, die anderen ätiologischen Faktoren ausgesetzt sind, die Entstehung dieser Symptome fördern.

5.7 Hypothese der freien Radikale

Die Freie-Radikale-Theorie des Alterns setzt voraus, daß das Altern zumindest teilweise auf die schädlichen Auswirkungen der freien Radikale mit unkontrollierter Oxydation der Zellbestandteile zurückzuführen ist. Diese Theorie bestätigt sich anhand der Trisomie 21, die eine Erklärung für ein vorschnelles Altern durch ein Übermaß an Superoxyddismutase oder SOD abgibt (das Gen der SOD ist auf dem Chromosom 21 lokalisiert). Ein Übermaß an SOD führt zu einem Übermaß an Wasserstoffperoxyd (freies Radikal), in dessen Folge es zu einer Überforderung der Stoffwechselfähigkeiten der anderen beim Abbau der freien Radikale wirksamen Enzyme kommt.

◄

Abb. 19a–c. a FDG-PET-Bilder 13–81 mm über CML einer 63jährigen Patientin mit Alzheimer-Demenz: starke Stoffwechselverminderung vor allem im parietalen und temporalen Kortex beiderseits mit relativer Aussparung der primären sensorischen und sensomotorischen Areale. **b** FDG-PET-Bilder 5–70 mm über CML einer 47jährigen Patientin mit degenerativer Demenz (Verdacht auf M. Pick). Neben Parietal- und Temporallappen ist vor allem der Frontallappen von der Stoffwechselstörung betroffen, die primären Zentren, der Gyrus cinguli, die basalen Ganglien und Strukturen der hinteren Schädelgrube sind relativ ausgespart. **c** FDG-PET-Bilder 5–70 mm über CML einer 45jährigen Patientin mit Multi-Infarkt-Syndrom; CMRGl ist in den Infarkten deutlich vermindert. (Aus: Heiss/Beil/Herholz/Pawlik/Wagner/Wienhard, Atlas der Positronen-Emissions-Tomographie des Gehirns/Atlas of Positron Emission Tomography of the Brain)

Die beim älteren Menschen häufig zu beobachtende Demenz vom Alzheimer-Typ kann aufgrund ihrer genetischen Übertragung (epidemiologische Untersuchungen) und der Tatsache, daß der alternde Trisomie-Patient auch Alzheimer-Patient wird, mit der Trisomie 21 verglichen werden (Wisniewski u. Wisniewski 1983; Walford et al. 1981; Sinet et al. 1984). Für die Theorie der freien Radikale in der Pathogenese der Alzheimer-Krankheit stehen zwei Überlegungen im Vordergrund.

1. Kommt es bei der Alzheimer-Krankheit beim Nichttrisomie-Patienten zu Enzymveränderungen des Sauerstoffwechsels? Diese Frage wurde noch nicht untersucht.
2. Ist die Hypothese, daß eine Aktivitätssteigerung der SOD langfristig zum Auftreten der Alzheimer-Krankheit führt, haltbar? Sie könnte es dann sein, wenn sich die Alzheimer-Krankheit in naher Zukunft in Tierversuchen künstlich induzieren ließe.

Die Hypothese, daß die Erhöhung der Superoxyddismutase oder, allgemein, Stoffwechselstörungen der Sauerstoffderivate und der freien Radikale zu einem vorschnellen Altern mit den histopathologischen Krankheitszeichen der Alzheimer-Krankheit führen könnten, kann also zu Recht bestehen bleiben.

Der Nachweis von Malondialdehyd (ein Produkt der Lipidperoxydation der Radikale) in den altersbedingten Plaques untermauert also die Hypothese der Mitwirkung der freien Radikale bei der Alzheimer-Degeneration.

6 Differentialdiagnose

Klinisch manifestiert sich die Alzheimer-Krankheit durch eine Änderung der kognitiven Funktionen mit progressivem Verlauf.

Der langsame Verlauf des Krankheitsbildes Demenz oder des Verwirrtheitssyndromes erlaubt den Ausschluß bestimmter Krankheitsursachen.

Die Differentialdiagnose bei dementiellen Prozessen richtet sich nach der Dauer des Bestehens der Störungen (Tabelle 3).

Tabelle 3. Diagnostisch richtungsweisender Zeitverlauf

Stunden oder Tage	Toxische Stoffwechseldemenzen Akute Meningitis Gefäßstörungen im Gehirn Schädeltraumen Alkoholismus Depressionen
Wochen	Expansive intrakranielle Prozesse Chronische Meningoenzephalitis Schädeltraumen Chronischer Alkoholismus Depressionen
Monate	Schilddrüsen- und Hypophysenerkrankungen Hydrozephalus mit normalem Druck Raumfordernde intrakranielle Prozesse Chronische Meningoenzephalitis Creutzfeld-Jakob-Krankheit Schädeltraumen Alkoholismus und Komplikationen Depressionen
Jahre	Senile Demenz Alzheimer-Krankheit Pick-Krankheit Demenz und Parkinson-Syndrom Chorea Huntington Durch Arteriopathie bedingte Demenz Syphilis
Jahrzehnte	Psychosen

Die Hirnleistungsschwäche bei der Alzheimer-Krankheit ist gekennzeichnet durch:

- Häufige Gedächtnisstörungen, besonders des Neugedächtnisses, die gewöhnlich das erste klinische Zeichen der Erkrankung darstellen. Zu Beginn der Krankheit ist sich der Patient seiner Störungen bewußt und versucht vielleicht seine Schwäche zu verbergen. Dieses Verhalten kann jedoch zu Depressionen führen, die die Diagnose stören könnten.
  Vereinzelt können diese Störungen bestehen bleiben, es kommt jedoch zu einer konstanten Verschlimmerung, so daß der Patient sogar das Erinnerungsvermögen für kurz zurückliegende Ereignisse verliert (anterograde Amnesie oder Fixationsamnesie).
- Störung des räumlichen Orientierungsvermögens, die sich in vielen Fällen sehr früh zeigt.
- Die semiologische Dreiergruppe: Aphasie – Apraxie – Agnosie, die charakteristisch für die Alzheimer-Krankheit ist.

Diese Störungen sind sehr aufschlußreich, da sie im Gegensatz zu den Störungen bei fokalen Hirnläsionen vereinzelt bleiben.

Sprachstörungen sind die Regel, wobei es zu Wortfindungsstörungen, Störungen des Sprachverständnisses und Störungen des Redeflusses kommt, der reduziert oder unzusammenhängend ist.

Häufig ist auch die Fähigkeit zur Ausführung erlernter Bewegungen oder Handlungen eingeschränkt, wobei sich in einigen Fällen eine ideatorische Apraxie zeigen kann, die im täglichen Leben sehr belastend ist, verbunden mit einer ideomotorischen Apraxie unterschiedlicher Intensität.

Die agnostischen Störungen sind manchmal schwierig zu bewerten. Ein Kennzeichen ist die Agnosie der Physiognomien – Prosopagnosie – mit der Unfähigkeit, die Gesichter von Familienmitgliedern oder von sich selbt im Spiegel zu erkennen.

Die Progredienz der Krankheit ist außerordentlich unterschiedlich. Sie verläuft i. allg. um so bösartiger und um so schneller, je früher die Symptome beobachtet werden. Häufig ist nach einem Zeitraum von 2–4 Jahren das Krankheitsbild vollständig, und die Krankheit erreicht ein Stadium massiver Demenz mit Beeinträchtigung aller intellektuellen Funktionen und schweren Gedächtnis- und Konzentrationsstörungen. Das klinische Erscheinungsbild wird häufig noch durch psychotische Störungen abgerundet, wie z. B. Verfolgungswahn, Unrechtswahnvorstellungen, oneiroide Zustände.

Natürlich gibt es erhebliche Unterschiede zwischen einer leichten Form im Anfangsstadium, die sich in mnestischen Störungen äußert, und den schweren Formen in fortgeschrittenen Stadien (Tabelle 4).

Auch die schwere Form der Alzheimer-Krankheit hat einen langsamen und progressiven Verlauf, und erst nach mehreren Jahren ist das Stadium fortgeschrittener Demenz erreicht. Auch in diesem Stadium schreitet das Krankheitsbild weiter fort bis zu einem Zustand des Semimutismus und der Kachexie wenige Monate vor dem Tod, der gewöhnlich 4–6 Jahre nach der Diagnose Demenz erfolgt, gelegentlich aber auch später.

Tabelle 4. Globale Verschlechterungsskala (global deterioration scale – GDS) der Alzheimer-Krankheit und der altersbedingten kognitiven Störungen

Grad der Verschlechterung	Klinisches Stadium	Klinische Eigenschaften
1. Kein kognitives Defizit	Normal	Keine subjektiven Klagen Kein offensichtliches Defizit bei Befragung
2. Sehr leichtes kognitives Defizit	Leichtes mnestisches Defizit	Subjektive Klagen über Gedächtnisstörungen, v.a. in folgenden Bereichen: a) Nichtwiederfinden von häufig gebrauchten Gegenständen; b) Vergessen von Namen (Eigennamen), die zuvor gut bekannt waren. Keine objektiven mnestischen Störungen bei Befragung. Keine Veränderung des beruflichen und sozialen Lebens.
3. Leichter kognitiver Ausfall	(Deutliche Gedächtnis-, Konzentrations- und Vigilanzstörungen)	Erste deutliche Defizitsymptome, die sich in wenigstens zwei der folgenden Bereiche zeigen: a) der Patient verirrt sich leicht, wenn er sich an einem ihm unbekannten Ort befindet; b) die Arbeitskollegen bemerken eine Abnahme der beruflichen Leistungsfähigkeit; auffällige Wort- und Namensfindungsschwierigkeiten; d) die Merkfähigkeit läßt nach, z. B. beim Lesen; e) der Patient behält nur schwer Namen von Personen, die ihm zum ersten Male vorgestellt werden; f) der Patient verliert wertvolle Gegenstände oder findet sie nicht wieder; g) die Konzentrationsschwierigkeiten zeigen sich bei klinischer Untersuchung ganz deutlich. Der Nachweis eines objektiven mnestischen Defizits kann nur durch intensive Gespräche und psychometrische Tests erzielt werden. Abnahme der Leistungsfähigkeit in schweren beruflichen oder sozialen Situationen. Die Verneinung der Störungen durch den Patienten wird offensichtlich. Die Symptome sind von einer leichten oder versteckten Angst begleitet.
3. Mäßiges kognitives Defizit	(Ausgeprägtes Defizit in den drei genannten Bereichen)	Deutliches Defizit bei sorgfältiger Befragung, die sich in folgenden Bereichen zeigt: a) der Patient ist schlechter informiert über das aktuelle Geschehen; b) er kann Erinnerungslücken bei seiner eigenen Vergangenheit aufweisen; c) erhebliche Konzentrationsschwierigkeiten beim Substraktionstest; d) die Fähigkeit zu verreisen und sein Geld zu verwalten nimmt ab In folgenden Bereichen zeigt sich das Defizit gewöhnlich nicht: a) zeitliche Orientierung und Erkennen von Personen; b) Wiedererkennen von Gesichtern und vertrauten Personen; c) Fähigkeit, sich innerhalb eines bekannten Ortes zu bewegen.

Tabelle 4 (Fortsetzung)

Grad der Verschlechterung	Klinisches Stadium	Klinische Eigenschaften
		Unfähigkeit, komplexe Aufgaben auszuführen. In vielen Fällen werden die Störungen verdrängt oder nicht bewußt gemacht. Nachlassende Aktivität und Vermeidung von Konkurrenzsituationen.
5. Mittleres kognitives Defizit	Beginnende Demenz	Der Patient ist auf Hilfe von außen angewiesen. Beim Gespräch ist er unfähig, sich an wichtige Dinge seines täglichen Lebens zu erinnern (z. B. Adresse, Telefonnummer, Namen naher Verwandter, wie z. B. die der Enkel, Name der Schule oder der Universität, an der er studiert hat). In vielen Fällen ist eine räumlich-zeitliche Desorientierung zu beobachten. Gebildete Menschen können Schwierigkeiten haben, ab der Zahl 40 4 Zahlen rückwärts zu zählen oder aber 2 Zahlen ab der Zahl 20. Menschen in diesem Stadium erinnern sich jedoch noch an wichtige Dinge, die sie oder ihre enge Umgebung betreffen. Sie erinnern sich an ihre eigenen Namen und den ihrer Kinder. Sie brauchen keine Hilfe, um sich zu waschen oder anzuziehen, es bereitet ihnen jedoch Schwierigkeiten, ihre Kleider auszuwählen, und gelegentlich kleiden sie sich unpassend (z. B. den rechten Schuh an den linken Fuß).
6. Schwere kognitive Demenz	Mittlere Demenz	Der Patient kann sich gelegentlich nicht mehr an den Namen seines Ehepartners erinnern (von dem er vollkommen abhängig ist, um überleben zu können). Er hat jegliche Erinnerung an kurz zurückliegende Ereignisse und Erfahrungen in seinem Leben verloren. Nur ungenau kann er sich noch an bestimmte Dinge seiner Vergangenheit erinnern. Gewöhnlich nimmt er seine Umwelt nicht wahr (Jahr, Jahreszeit). Es kann ein Problem für ihn sein, rückwärts von 10 bis 1 zu zählen und gelegentlich sogar von 1 bis 10. Bei der Verrichtung alltäglicher Dinge ist er auf Hilfe angewiesen (z. B. kann er inkontinent werden). Er braucht Hilfe, um sich fortzubewegen, ist jedoch manchmal noch in der Lage, vertraute Orte aufzusuchen. Tag- und Nachtrhythmus sind häufig gestört. Meist erinnert er sich noch an seinen eigenen Namen. Normalerweise kann er auch Familienangehörige von Fremden in seiner Umgebung unterscheiden. In diesem Stadium kommt es zu Persönlichkeits- und Affektivitätsänderungen. Diese können sich

Tabelle 4 (Fortsetzung)

Grad der Verschlechterung	Klinisches Stadium	Klinische Eigenschaften
		sehr unterschiedlich äußern und sind meist verbunden mit: a) Halluzinationen (z. B. kann der Patient seinen Ehegatten beschuldigen, ihn zu betrügen, er kann zu imaginären Personen sprechen oder aber zu seinem eigenen Bild im Spiegel); b) Zwangshandlungen (z. B. kann der Patient unaufhörlich elementare Reinigungsvorgänge wiederholen); c) Zeichen von Angst, geschäftiges Treiben und ein bisher unbekanntes gewalttätiges Verhalten können auftreten; d) eine kognitive Abulie, d. h. Willenlosigkeit des Patienten, da er einen Gedanken nicht zu Ende führen kann, um dann daraus ein bestimmtes Verhalten abzuleiten.
7. Sehr schweres kognitives Defizit	Fortgeschrittene Demenz	Verlust der Sprachfähigkeit des Patienten und häufig totales Sprachversagen, das sich nur noch auf Lautautomatismen beschränkt. Urininkontinenz. Der Patient braucht Hilfe, um sich zu waschen und zu essen. Auftreten von grundlegenden psychomotorischen Defiziten, z. B. Gehstörungen. Das Gehirn scheint nicht mehr in der Lage zu sein, dem Körper Befehle zu erteilen. Betroffen sind alle kortikalen Funktionen.

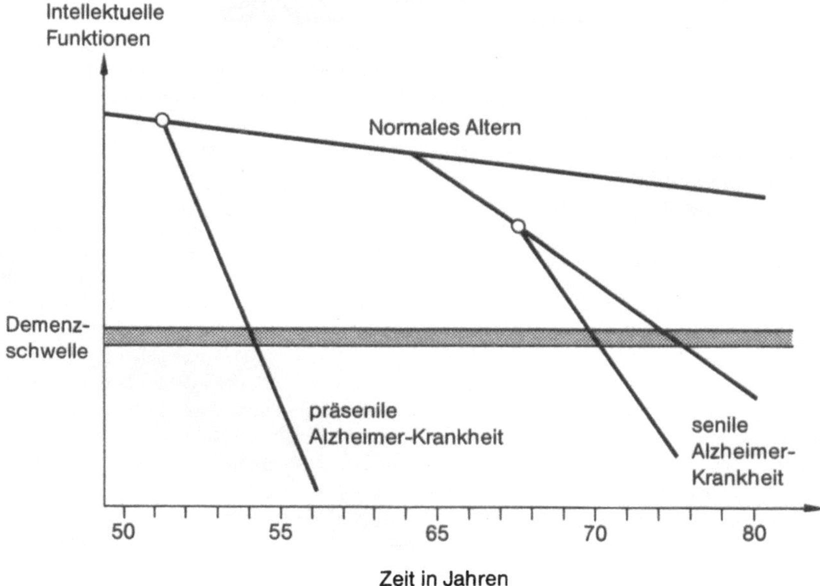

Abb. 20. Verlaufsschema der Alzheimer-Krankheit

Dieser Verlauf ist in Abb. 20 durch zwei Parameter gekennzeichnet:

- Die Divergenzpunkte der Kurven „normales“ Altern und präsenile und senile Alzheimer-Krankheit. Dabei handelt es sich um theoretische Punkte, die vielmehr einen „Zeitraum“ darstellen, weil die Schwierigkeit in dieser Krankheitsphase darin besteht, zwischen „normalem“ Altern und dem „Stadium der Gedächtnisstörungen“ als einer schweren Krankheit zu unterscheiden.
- Der Neigungsgrad der Kurven präseniler Alzheimer und seniler Alzheimer im Vergleich zum normalen Altern. Die Entwicklung kann von Mensch zu Mensch verschieden sein („sanfte“ Steigung oder schnelle Entwicklung in Richtung der Demenz). Andererseits können beim selben Menschen zahlreiche Faktoren zu einer Beschleunigung des dementiellen Prozesses führen.

7 Diagnostische Kriterien

Im Jahre 1984 gründete das "National Institute of Neurological and Communicative Disorders and Stroke" (NINCDS) sowie die "Alzheimer's Disease and Related Disorders Association" (ADRDA), die eine beeindruckende Zahl von wissenschaftlichen Institutionen umfaßt, eine amerikanische Arbeitsgruppe zum Thema „Diagnose der Alzheimer-Krankheit".

Die klinische Diagnose der Krankheit ist weder einfach noch zuverlässig, da sie auf dem Ausschlußverfahren basiert.

Es ist das Verdienst Alois Alzheimers, in seiner Beschreibung dieser Krankheit, die seinen Namen trägt, eine Beziehung zwischen klinischer Beobachtung und Neurohistologie hergestellt zu haben. Seit damals wird für eine definitive Diagnose eine histologische Untersuchung nach Autopsie oder Biopsie des Gehirns durchgeführt. Eine einfache klinische Diagnose ist weder besonders leicht zu stellen noch besonders zuverlässig. Selbst in spezialisierten Kliniken stellte sich im Rahmen von Prospektivstudien heraus, daß 10–30% der sog. „Alzheimer-Patienten" nach Autopsie oder Langzeitbeobachtung an einer anderen Krankheit litten.

Das Hauptproblem besteht darin, daß die Diagnose bei Fehlen einer bestimmbaren Ursache für das dementielle Krankheitsbild des Patienten, der Krankheitsverlauf aber auf eine Alzheimer-Krankheit hinweist, gewöhnlich durch das Ausschlußverfahren gestellt wird.

Bis heute kann sich die Diagnose weder auf eine klinische Untersuchung noch auf Laborversuche stützen.

Der Begriff „Alzheimer-Krankheit" hat nicht für alle die gleiche Bedeutung, was die Kranken und ihre Familien beunruhigt und die Forschungsarbeiten erschwert.

Eine von der NIH geförderte Forschungsgruppe hat soeben eine sehr nützliche Skala veröffentlicht, in der die Diagnosekriterien vereinheitlicht werden. Definitionsgemäß ist die Bezeichnung „Alzheimer-Krankheit" auf die Patienten mit einem typischen Krankheitsverlauf anzuwenden, d.h. schleichender Beginn der Störungen und konstante Progression der Symptome. Kennzeichnend sind außerdem ein globales kognitives Defizit und das Fehlen einer anderen plausiblen Erklärung für die Demenz. Zur Bestätigung der Alzheimer-Diagnose ist eine positive histologische Untersuchung nötig; ein „wahrscheinliches Alzheimer-Syndrom" schließt alle anderen Patienten mit typischem Krankheitsbild ein; ein „mögliches Alzheimer-Syndrom" umfaßt auch Patienten mit atypischen Symptomen oder anderen Störungen, die zur Entstehung der Demenz beitragen können.

Zur Diagnose wird der Scanner eingesetzt sowie die klassischen Daten zur Alzheimer-Krankheit und den anderen Demenzen. Sie sind zugleich praktisch und zuverlässig. Kendall unterstrich, daß die Zielsetzung der verschiedenen diagnostischen Kategorien teilweise darin besteht, den Ärzten eine einheitliche Bezeichnung der Vielzahl von Krankheiten zu ermöglichen, mit denen sie zu tun haben; selbst wenn natürlich jede Krankheit ein Einzelfall ist. Um ihre Zweckmäßigkeit zu gewährleisten, müssen die diagnostischen Kriterien von verschiedenen Personen auf dieselbe Art und Weise angewandt werden. Der generelle Gebrauch der NIH-Kriterien zur Diagnose der Alzheimer-Krankheit reicht vielleicht nicht über die Spezialkliniken hinaus, sicherlich wird aber gewährleistet, daß verschiedene Ärzte dieselben Ausdrücke zur Beschreibung derselben Patientengruppen gebrauchen (Blass 1985).

7.1 Klinische Argumente

Die Diagnose der Alzheimer-Krankheit anhand der von der National Institute of Health (NIH) anerkannten Kriterien ist in drei Kategorien aufgeteilt:

- wahrscheinliche Alzheimer-Krankheit,
- mögliche Alzheimer-Krankheit,
- bestätigte Alzheimer-Krankheit.

DIAGNOSTISCHE KRITERIEN DER ALZHEIMER-KRANKHEIT

Diagnose: „wahrscheinliche Alzheimer-Krankheit“

---

a) Die klinischen Diagnosekriterien der „wahrscheinlichen Alzheimer-Krankheit“ lauten wie folgt:

- Klinisch diagnostizierte Demenz, die durch den Mini-mental-Test von Folstein, die Demenzskala von Blessed oder anderen identischen Untersuchungen gestützt und durch neuropsychologische Tests bestätigt wird.
- Defizit in mindestens 2 kognitiven Funktionen.
- Progressive Änderung von Gedächtnisleistung und anderen kognitiven Funktionen – keine Bewußtseinstrübung.
- Auftreten zwischen 40 und 90 Jahren, meist nach 65 Jahren.
- Fehlende generelle oder zerebrale Erkrankung, die direkt oder indirekt für die fortschreitenden Ausfälle von Gedächtnis und kognitiven Funktionen verantwortlich sein könnte.

b) Die Diagnose einer „wahrscheinlichen Alzheimer-Krankheit“ basiert auf folgenden Kriterien:

- Progressive Verschlechterung der spezifischen kognitiven Funktionen, wie z. B. der Sprache (Aphasie), der motorischen Geschicklichkeit (Apraxie) und dem Wiedererkennen (Agnosie).
- Nachlassen der täglichen Aktivitäten und Änderungen des Verhaltensmusters.

- Ähnliche Präzedenzfälle in der Familie (v.a. wenn sie durch eine neuropathologische Untersuchung bestätigt wurden).
- Laboruntersuchungen:
- normales Lumbalpunktat,
- normales EEG oder aspezifische Änderungen, wie z.B. eine Erhöhung der langsamen Wellen,
- progressive zerebrale Atrophie, die mit aufeinanderfolgenden Scanneruntersuchungen überprüft wird.

c) Weitere klinische Symptome, die die Diagnose einer „wahrscheinlichen Alzheimer-Krankheit" unterstreichen (nach Ausschluß der anderen Demenzursachen):

- Stillstand in der Krankheitsentwicklung.
- Begleitsymptome wie Depressionen, Schlaflosigkeit, Inkontinenz, Halluzinationen, plötzliche verbale, emotionelle, physische Ausbrüche, sexuelle Unruhe, Gewichtsverlust.
- Neurologische Störungen insbesondere in den fortgeschritteneren Stadien der Krankheit mit motorischen Zeichen, Hypertonie, Myoklonien, Gehstörungen.
- Schwere und tiefe Anfälle von Bewußtlosigkeit in den fortgeschritteneren Stadien der Krankheit.
- (Scanner normal für das Alter.)

d) Symptome, die die Diagnose der „wahrscheinlichen Alzheimer-Krankheit" unsicher machen:

- plötzliches Auftreten,
- fokale, neurologische Zeichen, wie z.B. Hemiparese, Affektivitätsausfälle, Verringerung des Gesichtsfeldes, Koordinationsstörungen, die sich schon in einem frühen Stadium zeigen,
- Anfall oder Gehstörungen in der Anfangsphase der Krankheit.

Diagnose: „mögliche Alzheimer-Krankheit"

---

e) Die Diagnose „mögliche Alzheimer-Krankheit" kann auf der Basis eines dementiellen Syndroms bei Fehlen anderer anerkannter Demenzätiologien gestellt werden (neurologische, psychische oder allgemeine Erkrankung) sowie bei Vorliegen atypischer Formen in bezug auf Auftreten, klinisches Erscheinungsbild und Entwicklung.

Sie kann bei Vorliegen einer allgemeinen oder zerebralen Erkrankung gestellt werden, die ausreicht, um Ursache der Demenz zu sein, die aber nicht als die Ursache der Demenz gilt.

Die Diagnose wird im Laufe der Untersuchungen bei Vorliegen eines vereinzelten, schweren kognitiven Defizits mit progressivem Verlauf und bei Fehlen einer anderen klar erkennbaren Ursache gestellt.

Diagnose: „bestätigte Alzheimer-Krankheit“

f) Die Demenz weist die klinischen Symptome einer „wahrscheinlichen Alzheimer-Krankheit“ auf
und
Biopsie oder Autopsie erbrachten den histopathologischen Beweis.

g) Die Klassifizierung der Alzheimer-Krankheit zu Therapiezwecken dient der genauen Darstellung der Symptome, die die Unterklassen der Krankheit bestimmen können, wie z. B.:

- hereditärer Charakter,
- Auftreten vor dem 65. Lebensjahr,
- Vorliegen von Trisomie 21,
- wichtige Begleitkrankheiten (z. B. Parkinson-Krankheit etc.).

7.2 Paraklinische Argumente

Rekonstruktion der Vorgeschichte und des Krankheitsverlaufs, klinische Untersuchung und neuropsychologische Tests ermöglichen die klinische Diagnose der wahrscheinlichen Alzheimer-Krankheit. Einige andere Untersuchungen, die zwar nicht spezifisch für die Alzheimer-Krankheit sind, untermauern die Diagnose durch Ausschluß von anderen Demenzursachen.

- Das EEG erlaubt eine Sichtbarmachung der langsamen Wellen, die sich im Verlaufe der Krankheit verstärken. Die evozierten Potentiale des Kortex, deren Latenz mit dem Ausmaß der Demenz (darunter die Alzheimersche) zunimmt, können trotzdem dazu dienen, depressive Syndrome, bei denen sie regelmäßig vorkommen, auszuschließen.
- Durch Messung des regionalen zerebralen Blutdurchflusses kann die Alzheimer-Krankheit von gefäßbedingten Demenzen unterschieden werden (Demenz durch multiple Infarkte). Diese Differentialdiagnose zwischen Alzheimer-Demenz und Multiinfarktdemenz ist auch zu stellen: Im Gegensatz zur Demenz vom Alzheimer-Typ mit chronisch progressivem gleichförmigen Verlauf ist das klinische Erscheinungsbild der MID variabler und geprägt durch Herdsymptome, abrupter Beginn, kurz andauernde lokale zerebrale Dysfunktionen. Der Krankheitsverlauf der MID ist episodisch, es treten Remissionen und Exazerbationen auf.
- Die Computertomographie erlaubt kein spezifisches Bild der Alzheimer-Degeneration, außer einer einfachen diffusen Atrophie, die aber asymmetrisch sein kann. Ihr Zweck besteht im Ausschluß anderer Krankheiten.
- Die Tomographie durch Positronenemission erlaubt eine quantitative Bestimmung der Glukoseverwertung, des Sauerstoffverbrauchs und des regionalen Blutdurchflusses. Bei der Alzheimer-Krankheit ist eine Verringerung des Hirnstoffwechsels im Vergleich zu gleichaltrigen Gesunden festzustellen. Diese Änderungen stehen im Verhältnis zum Schweregrad (klinischer und psychometrisch gemessener Schweregrad) der Krankheit.

- Die nukleäre magnetische Resonanz zur Unterscheidung von weißer und grauer Substanz ist potentiell hilfreich für die Differentialdiagnosen: Alzheimer-Krankheit, Demenz durch multiple Infarkte, Hydrozephalus mit niedrigem Druck.
- Untersuchungen von Blut und zerebrospinaler Flüssigkeit dienen dem Ausschluß von Infektionen wie Meningitis, Syphilis etc. In der Zukunft könnte die Liquoruntersuchung die Suche nach spezifischen Krankheitssymptomen ermöglichen (Begleitsymptome bei der Entwicklung von Neurofibrillen und Plaques etc.). Spezifische Anomalien wurden nur im Nervengewebe festgestellt.

7.3 Bewertungsmethoden in der Entscheidungsstrategie

Die Diagnose einer degenerativen Demenz, der dann auch die Alzheimer-Demenz zuzuordnen ist, verlangt vom Praktiker bei Vorliegen eines dementiellen Syndroms den Ausschluß anderer Ätiologien mit Hilfe eines einfachen Verfahrens.

Kein Vorgehen ist perfekt, aber bestimmte taktische Hilfen erlauben das Problem auf konkrete Weise anzugehen, wie z. B. die Verwendung eines Entscheidungsbaumes (Abb. 21).

7.4 Meßverfahren

Der praktische Arzt verfügt über bestimmte Verfahren zur Messung des intellektuellen Leistungsabbaus. Unter diesen zahlreichen Methoden sind zwei große Typen zu unterscheiden:

- *psychometrische Tests,* die die Mithilfe eines Spezialisten (häufig eines Psychologen) und die bewußte Mitarbeit des Patienten verlangen, da sie häufig keinerlei Bezug zu seinem täglichen Leben und seiner Umgebung haben.
- *Bewertungsstufen von psychischem Empfinden und Verhalten,* die auch von einer nichtspezialisierten Gruppe ausgefüllt werden können (Umgebung, Krankenschwester etc.) und das tägliche Leben des Kranken betreffen, jedoch weit weniger genau sind. Sie zielen stärker darauf ab, den Patienten als Ganzes zu betrachten und dienen der Bestimmung seiner sozialen und beruflichen Schwierigkeiten.

Jeder Test hat besondere Eigenschaften und Zielsetzungen, Diagnose, Bewertung etc., und erweist sich nicht in jedem Fall als wirksam, da er unterschiedslos bei den beginnenden, leichten und fortgeschrittenen Formen eingesetzt wird. Einige dieser Tests erlauben eine objektive Erfassung verschiedener Bereiche der kognitiven Funktionen: Gedächtnis, Aufmerksamkeit, Stimmung, Orientierung.

Die Durchführung dieser Tests durch den Arzt dient neben dem unmittelbaren Zweck der periodischen Beurteilung des Patienten der psychotherapeutischen Unterstützung des Patienten und seiner Umgebung.

Die *Hachinski-Skala* (Tabelle 5) wird zur Diagnose eingesetzt. Mit ihrer Hilfe kann bei einem intellektuellen Leistungsabbau des Patienten herausgefunden

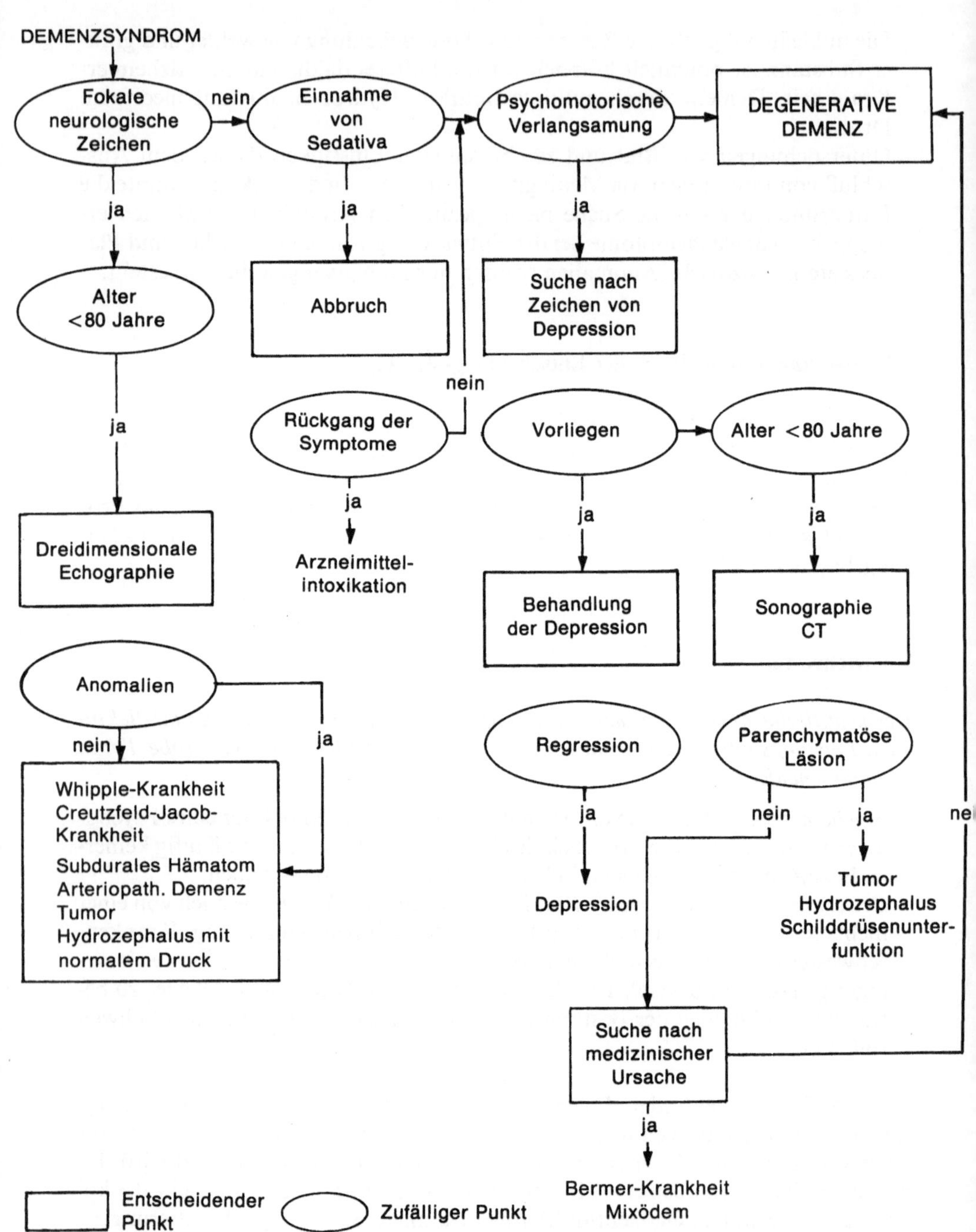

Abb. 21. Entscheidungsstrategie bei einem dementiellen Syndrom. (Nach Derouesné 1984)

Tabelle 5. Hachinski-Skala

Bei:	Zu zählen:
Plötzlicher Beginn	2
Progressive Verschlechterung	1
Wechselhafter Verlauf	2
Nächtliche Verwirrtheit	1
Relative Persönlichkeitserhaltung	1
Depressionen	1
Somatische Beschwerden	1
Gefühlsmäßige Inkontinenz	1
Frühere Hypertonie	1
Frühere zerebrale Gefäßstörung	2
Arteriosklerose	1
Fokale neurologische Symptome	2
Neurologische Befunde	2

0–4	4–7	7–17
Einfache Neuronen-degeneration (DAT)	Gemischte Demenz	Arteriopathische senile Demenz (MID)

Tabelle 6. Anweisungen zur Durchführung des Mini-Mental-Tests

ORIENTIERUNG	
1 bis 5:	Nach dem Datum fragen, dann speziell nach dem fragen, was ausgelassen wurde. Z. B.: „Können Sie mir auch sagen, welche Jahreszeit wir haben?" (1 Punkt für eine richtige Antwort)
6 bis 10:	Befragung folgendermaßen fortsetzen: „Können Sie mir den Namen dieses Krankenhauses nennen?" (Stadt, Land ...) (1 Punkt für eine richtige Antwort)
MERKFÄHIGKEIT	
11 bis 13:	Den Patienten fragen, ob er sein Gedächtnis testen lassen will. Dann drei verschiedene Gegenstände klar und langsam benennen (6 s/Gegenstand). Nach Aufzählung der drei Gegenstände den Patienten bitten, sie zu wiederholen. Diese erste Wiederholung bestimmt seine Punktezahl. Der Arzt nennt die drei Gegenstände immer wieder, bis der Patient sie alle wiederholen kann. Der Versuch soll 6mal wiederholt werden. Kann sich der Patient die drei Gegenstände nicht merken, ist der Test undurchführbar.

AUFMERKSAMKEIT UND KOPFRECHNEN

14 bis 18: Der Patient wird aufgefordert, von der Zahl 100 7 abzuziehen, dann wiederum 7 und das Ganze 5mal (93, 86, 79, 72 und 65). Die Zahl der richtigen Antworten wird addiert. Wenn der Patient diese Aufgabe nicht ausführen kann oder will, bittet der Arzt ihn, das Wort „braun" umgekehrt zu buchstabieren. Das Ergebnis richtet sich hier nach der Anzahl der richtig genannten Buchstaben. (Beispiel: NUARB=5 Punkte), NAURB=3 Punkte).

GEDÄCHTNIS – WIEDERHOLUNG

Der Patient soll noch einmal die 3 Gegenstände nennen (Zitrone, Schlüssel, Ball), die er bereits gelernt hat (1 Punkt für eine richtige Antwort)

SPRACHE

22–23–24: Der Arzt zeigt dem Patienten eine Uhr und fragt ihn, was das ist. Dasselbe wird mit einem Bleistift wiederholt.

Der Patient wird gebeten, den Satz „kein ja und kein aber" zu wiederholen. Hier ist nur ein Versuch gestattet.

25–26–27: Der Patient erhält ein Blatt weißes Papier, dann wird ihm folgende Aufgabe gestellt. Für jeden richtig ausgeführten Teil erhält er 1 Punkt.

28: Auf ein Blatt Papier wird in großen Buchstaben der Satz „Schließen Sie Ihre Augen" geschrieben, damit es der Patient leicht lesen kann. Der Patient soll den Satz lesen und tun, was auf dem Papier geschrieben steht. Schließt er seine Augen tatsächlich, erhält er dafür einen Punkt.

29: Der Patient erhält ein Blatt weißes Papier und wird gebeten, einen Satz zu schreiben. Der Satz soll nicht vorgegeben, sondern spontan niedergeschrieben werden. Er soll ein Substantiv und ein Verb enthalten und einen Sinn haben. Orthographie und Zeichensetzung sind nicht zwingend – 1 Punkt –.

MOTORISCHE AKTIVITÄT

30: Auf einem Blatt weißen Papiers werden 2 Fünfecke gezeichnet, dessen Seiten mindestens 2 cm lang sind und die sich überlagern. Der Patient soll diese Zeichnung genau nachmalen. Wenn alle 10 Ecken vorhanden sind und sich 2 Ecken kreuzen, gilt das als 1 Punkt. Eine zittrige Ausführung oder eine Drehung der Zeichnung sind nicht wichtig.

TEST (Punkte von 30 bis 0):

ORIENTIERUNG

1. Welcher Wochentag ist heute?
2. Welches Datum haben wir heute?
3. Welchen Monat haben wir?
4. Welche Jahreszeit haben wir?
5. Welches Jahr haben wir?

6.	Wo befinden wir uns hier? (Welches Krankenhaus, welches Altersheim?)
7.	Auf welchem Stockwerk befinden wir uns?
8.	Wie heißt die Stadt, in der wir uns befinden?
9.	Wie heißt der Stadt- oder Landkreis?
10.	Wie heißt das Land?
MERKFÄHIGKEIT	
11.	Wiederholen Sie folgende Worte: „Zitrone, Schlüssel, Ball“
12.	(der Untersucher soll pro Sekunde jeweils 1 Wort nennen).
13.	Jede richtige Antwort = 1 Punkt. Bei Problemen sind 5 Versuche gestattet.
AUFMERKSAMKEIT UND KOPFRECHNEN	
14.–18.	7 von 100 subtrahieren usw. Jede richtige Subtraktion = 1 Punkt. Maximal 5 richtige Antworten.
GEDÄCHTNIS	
19.–21.	Können Sie sich an die drei Worte erinnern, die Sie soeben wiederholt haben?
SPRACHE	
22.	Was ist das? (Den Bleistift zeigen)
23.	Was ist das? (Die Uhr zeigen)
24.	Wiederholen Sie: „Kein ja und kein aber“ (jede richtige Antwort: 1 Punkt).
25.	Der Patient wird aufgefordert, folgende drei Befehle auszuführen:
26.	„Nehmen Sie dieses Blatt Papier, falten Sie es in der Mitte und legen Sie es auf den Boden“
27.	(maximal 3 Punkte)
28.	Lesen Sie, was auf dem Blatt Papier steht und befolgen Sie es (schließen Sie Ihre Augen).
29.	Schreiben Sie einen Satz Ihrer Wahl auf dieses Blatt.
MOTORISCHE AKTIVITÄT	
30.	Malen Sie diese Zeichnung ab.

werden, ob die Ursache eher vaskulär, degenerativ oder eine Mischform ist (Hachinski et al. 1975).

Der *Folstein-Test* (Mini Mental Test, Tabelle 6) ermöglicht innerhalb weniger Minuten eine zahlenmäßige Erfassung der Änderungen der kognitiven Funktionen (Folstein et al. 1975).

Tabelle 7. Blessed-Skala A (Befragung der Umgebung)

I.	*Änderungen in der Ausführung täglicher Aktivitäten*
1.	Unfähigkeit, alltägliche Aufgaben auszuführen
2.	Unfähigkeit, kleine Geldbeträge zu verwalten
3.	Unfähigkeit, sich nur ein paar Worte zu merken, z. B. beim Einkaufen
4.	Unfähigkeit, sich in seiner eigenen Wohnung zurechtzufinden
5.	Unfähigkeit, einen bekannten Weg zu gehen
6.	Unfähigkeit, die Umgebung wahrzunehmen (z. B. zu wissen, ob er sich im Krankenhaus oder zu Hause befindet)
7.	Unfähigkeit, sich an kurz zurückliegende Geschehnisse zu erinnern (z. B. kürzlich erfolgte Ausgänge, Besuche von Verwandten oder Freunden, Essen am Tag zuvor)
8.	Tendenz, in der Vergangenheit zu leben
II.	*Änderung der Gewohnheiten*
9.	Ernährung:
	Der Patient ißt ordentlich und verwendet Geschirr und Besteck richtig
	Der Patient ißt nachlässig und benutzt nur seinen Löffel.
	Der Patient ißt mit den Händen
	Der Patient muß ernährt werden
10.	Kleidung:
	Der Patient kleidet sich ohne Hilfe an und aus
	Die Kleider passen manchmal schlecht oder sind nicht richtig zugeknöpft
	Kleidungsstücke werden häufig falsch getragen oder vergessen zu tragen
	Der Patient ist unfähig, sich alleine anzukleiden
11.	Schließmuskelkontrolle:
	Normal
	Uriniert manchmal ins Bett
	Uriniert häufig ins Bett
	Zweifache Inkontinenz
III.	*Persönlichkeits- und Verhaltensänderungen*
12.	Zunahme der geistigen Unbeweglichkeit
13.	Immer stärkere Egozentrik
14.	Uninteressiertheit an den Gefühlen anderer
15.	Rückgang der Affektivität
16.	Verlust der emotionellen Kontrolle, z. B. übermäßige Empfindlichkeit und Reizbarkeit
17.	Unangebrachte Heiterkeit
18.	Abnahme der emotionellen Reaktionsantwort
19.	Bisher ungewohntes sexuelles Verhalten
20.	Aufgabe der Lieblingsbeschäftigungen
21.	Initiativlosigkeit und zunehmende Apathie
22.	Nichtgerechtfertigte Hyperaktivität

(Je höher die Punktezahl, um so ausgeprägter ist das Defizit.)

Tabelle 8. Blessed-Skala B (Befragung des Kranken)

I.	*Orientierung*
	Name
	Alter
	Uhrzeit (Stunde)
	Tageszeit
	Wochentag
	Datum
	Monat
	Jahreszeit
	Jahr
	Privatadresse: Straße, Stadt, PLZ
	Erkennen des Ortes („Wo befinden wir uns hier?")
	Erkennen von Personen (Haushälterin, Arzt, Krankenschwester, Patient, Verwandter; 2 Personen sollen erkannt werden)
II.	*Gedächtnis*
1.	Erinnerung an private Angaben:
	Geburtsdatum
	Geburtsort
	Besuchte Schule
	Beruf (falls keinen Beruf, den des Ehegatten)
2.	Erinnerung an sonstige Daten:
	Beginn des Ersten Weltkrieges
	Beginn des Zweiten Weltkrieges
	Name des Bundeskanzlers
	Name des Ministerpräsidenten
3.	Prüfung des Kurzzeitgedächtnisses, Wiederholung nach 5 min, d. h. 2minütige Lernzeit, dann 2 Wiederholungsversuche. Dann Übergang zu Punkt III und anschließend eine Wiederholung des gelernten Textes
III.	*Aufmerksamkeit, Konzentration*
	Von 1 bis 20 zählen
	Von 20 bis 1 zählen
	Monatsname umgekehrt buchstabieren

Die *Blessed-Skala* (Tabelle 7 und 8) stellt eine Demenzskala zur genauen Bestimmung des intellektuellen Leistungsausfalls des Patienten (Blessed et al. 1968). Sie umfaßt zwei Teile: Befragung des Patienten und Befragung seiner Umgebung (die verschieden bewertet werden). Es handelt sich hierbei um die erste Skala, die eine Korrelation zur anatomischen und pathologischen Veränderung der Großhirnrinde herstellt. Dabei wurde festgestellt, daß der Schweregrad proportional zur Zahl der neuritischen Plättchen und der neurofibrillären Degeneration des Hirns war.

Die *Reisberg-Skala,* also die weiter oben beschriebene "global deterioration scale", unterteilt den Verlauf der Alzheimer-Krankheit in 7 Stufen.

8 Therapie

Ungeachtet der gegebenen ätiologischen Behandlung und trotz Fehlens eines definierten Schemas gibt es zahlreiche, von der Schwere der krankhaften Veränderung des Patienten unabhängige Eingriffsmöglichkeiten. Auf alle Fälle ist die Rolle des Arztes polyvalent.

Regelmäßige Beobachtung und Überwachung des Patienten durch ärztliche Untersuchung (Bewertungsstufen), die insbesondere die kognitiven Funktionen betrifft, sind wichtige Voraussetzungen für eine symptomatische Therapie.

Nicht jede Verschlechterung ist der Krankheit zuzuschreiben, sondern häufig sind es auch gleichzeitig auftretende Ereignisse, die zu einer Dekompensation der Demenz führen können:

- akute interkurrente Krankheit (Infektion, Dehydratation),
- geographische Transplantation,
- affektive Störungen, Zurückweisen der Familie,
- blinde oder falsche Einnahme von Psychopharmaka oder anderen Präparaten, die sekundäre Demenzen auslösen können.

Wichtig ist das Erkennen sekundärer Faktoren mit möglichem Einfluß auf die primären Faktoren. Geprüft werden muß zunächst die Möglichkeit:

- von Pseudodemenzen bei Depressionen,
- von iatrogenen Ursachen (Tabelle 9).

- Weitere Ursachen (mechanisch – Hydrozephalus mit normalem Druck – toxisch, mangelbedingt, endokrin, infektiös etc.).
- Ausschluß einer vaskulären Demenz (insbesondere aufgrund der hohen Hypertoniefrequenz, die einen spezifischen Ansatz erfordert).

Dabei darf jedoch keine, selbst geringfügige Störung der kognitiven Funktionen vernachlässigt werden, da sie den Beginn einer schweren Störung markieren kann.

Grunderkrankungen, die mit Demenz einhergehen, müssen erkannt werden. Wichtig ist also die Suche, das Erkennen und die Behandlung der sekundären Faktoren, da der Patient auf diese Weise häufig zur Zufriedenheit aller sein früheres intellektuelles Leistungsniveau wieder erreicht.

Bei Vorliegen einer speziellen Symptomatik muß der Einsatz von Psychopharmaka vermieden werden, selbst bei Schlafstörungen, Unruhe, Aggressivität,

Tabelle 9. Iatrogene Ursachen der Demenz

Psychopharmaka (Mißbrauch und falsche Verordnung)	*Sonstige*
Hypnotika	Levodopa
Tranquilizer	Narkotika
Antidepressiva	Steroide
Antiepileptika	Digitalispräparate
Phenytoin	Quinidin
Barbiturate	Diuretika
Antihypertonika	Orale Hypoglykämika
Methyldopa	Entzündungshemmende Präparate
Clonidin	Disulfiram
Beta-Blocker	Brom
Anticholinergika	Cimetidin
Atropin u. ä. Spasmolytika	

Wahnvorstellungen, oder aber auf einen kurzen Anwendungszeitraum und niedrige Dosen beschränkt werden. Die Gefahr einer späteren Verschlimmerung oder einer Nebenwirkung muß dabei in Kauf genommen werden.

Versuchsweise sollen Antidepressiva gegeben werden, z. B. als Diagnosetest, wenn ein Verdacht auf eine Pseudodemenz besteht oder aber zur Behandlung eines sekundären depressiven Syndroms; die Reaktion auf diese Art von Präparaten ist jedoch sehr unterschiedlich, und die Nebenwirkungen sind nur sehr schwer in den Griff zu bekommen.

Wichtig ist eine intensive Psychotherapie des Patienten und seiner Umgebung.

Wünschenswert ist auch eine Änderung der Umweltbedingungen, der Kampf gegen die Isolation und die Erhaltung der sozialen Stellung des Patienten (insbesondere durch Teilnahme an alltäglichen Aufgaben) sowie eine Vielzahl von Aktivitäten des Patienten.

8.1 Medikamentöse Therapie

Eine spezifische Substanz zur Behandlung der Alzheimer-Demenz, wie es sie bei der Anti-Parkinson-Medikation mit L-Dopa gibt, ist bislang noch nicht gefunden worden. Es werden derzeit bevorzugt solche Präparate zur symtomatischen Therapie eingesetzt, die sich bei der Behandlung von Hirnleistungsstörungen bewährt haben. Es sind dies gefäßwirksame und die Rheologie beeinflussende Substanzen, v. a. aber auch Mittel, die zur Steigerung des zerebralen Stoffwechsels beitragen.

In den letzten Jahren hat sich in der Therapie zerebraler Insuffizienzen bekanntlich ein gewisser Wandel vollzogen, der der pharmakologischen Zielrichtung mit Steigerung der Glukose- und Sauerstoffutilisation mehr Beachtung verschafft hat.

Gingko-biloba-Extrakt (rökan®) zur Behandlung zerebraler Stoffwechsel- und Durchblutungsstörungen hat längst weltweit Anerkennung gefunden und ist in Frankreich und der Bundesrepublik Deutschland das an erster Stelle stehende Präparat.

Darüber hinaus sind zahlreiche Therapieansätze untersucht worden, beispielsweise die hyperbare Oxygenation, die Procaintherapie, die Behandlung mit Psychostimulanzien und Neuropeptiden, die jedoch die in sie gesetzten Erwartungen nicht erfüllen konnten. Das das cholinerge Neurotransmittersystem beeinflussende Melanotropin (MSH = melanocyte stimulating hormone) ist möglicherweise für die Zukunft interessant, da es die CAT zu aktivieren vermag, die bekanntlich bei Alzheimer-Patienten vermindert ist.

9 Verhalten gegenüber dem Patienten und seiner Familie

Mehr als jede andere Krankheit ist die Alzheimer-Krankheit für die Familie mit einer Reihe von grundlegenden Änderungen verbunden. Wenn man 30, 40 oder sogar 50 Jahre mit einem Ehepartner oder Verwandten gelebt hat und dann seinen zunehmenden zunächst intellektuellen und affektiven, dann schließlich auch physischen Verfall erleben muß, bedeutet dies eine außergewöhnliche Belastung. Diese Belastung ist sowohl moralischer, psychischer, affektiver und emotioneller als auch finanzieller und materieller Art. Es gibt eine spezifische Semiologie der Umgebung, die bekannt sein müßte. In vielen Fällen reagieren Familie und Umgebung sehr schlecht. Die zahlreichen möglichen Verhaltensweisen können sich sehr unterschiedlich äußern: Niedergeschlagenheit, Verzweiflung, Depressionen, Angst, Scham, Isolierung, Zurückziehen und Schuldgefühle (Abb. 22). In bestimmten Fällen kann man dieses Verhalten als pathologisch oder zumindest als unangebracht bezeichnen und dies selbst bei Patienten, die in Pflegeheimen unter-

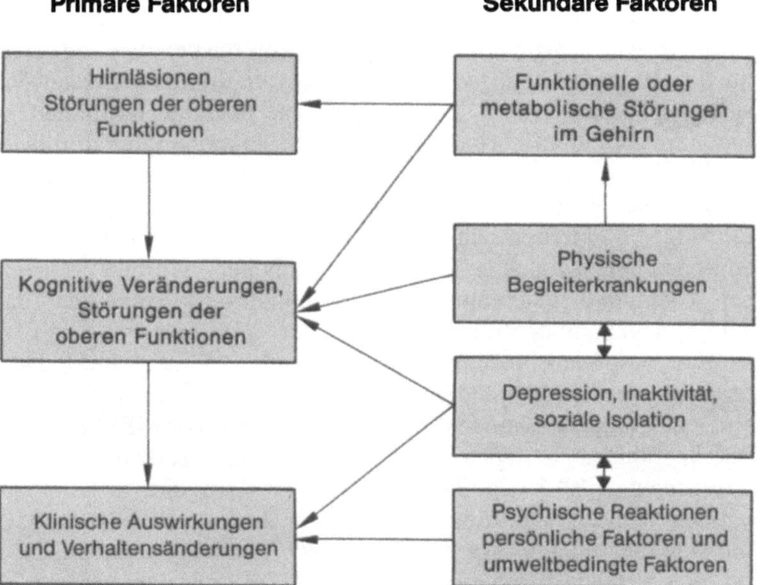

Abb. 22. Wechselwirkung zwischen organischen und sozialen Faktoren

gebracht sind: Verdammung der Krankheit, überstürzte affektive Zurückweisung, die zu einer Verschlimmerung der Störungen beiträgt, Verneinung der Realität, Konflikte, Todessehnsucht.

Dies trifft um so mehr zu als der Alzheimer-Patient häufig auch im fortgeschrittenen Krankheitsstadium in häuslicher Umgebung verbleibt. Bei einer von INSERM (Colvez 1981) durchgeführten Untersuchung wurde nachgewiesen, daß die soziale Unterstützung älterer Menschen mit geistigem Leistungsausfall in Frankreich folgendermaßen aussieht:

12% leben in einem Pflegeheim
23% leben bei ihren Kindern
45% leben mit einem Gleichaltrigen zusammen
20% leben alleine.

Betont werden soll an dieser Stelle noch einmal die wesentliche Rolle des praktischen Arztes über die rein medizinische Verantwortung hinaus. Er muß die Umgebung des Patienten beraten, ihr psychologische Hilfe anbieten und Devianzen korrigieren.

Von wesentlicher Bedeutung ist auch die Kenntnis, wie die Krankheit das Verhalten beeinträchtigen kann, wie man auf die kognitiven Störungen und die Verhaltensänderungen des Patienten reagieren kann, wie man seine eigene psychische Einstellung ändern und wie die materielle und moralische Umgebung beeinflußt werden kann. Bestimmte Verhaltensrichtlinien sind jedoch gegeben; wenn die Familie über die Krankheit und ihren Verlauf aufgeklärt ist, kann sie sich darauf einstellen und sich materiell und psychisch darauf vorbereiten.

Wünschenswert wäre, daß sich Familien mit Alzheimer-Patienten unter Beratung und Anleitung eines Arztes zusammenschließen (wie z. B. in den USA – oder auch in anderen Ländern wie Frankreich). In diesem Fall zeigt sich eine sehr positive Gruppendynamik. Eine Aussprache über die Krankheit wirkt befreiend und angstlösend und bringt die Menschen einander näher durch die Anteilnahme an der Krankheit der anderen. Die Teilnehmer tauschen zunächst einfache Ratschläge über den praktischen Umgang mit der Krankheit aus, vergleichen ihre Erfahrungen und helfen sich gegenseitig mit dem Ziel, einer unzureichenden medizinischen und sozialen Infrastruktur abzuhelfen. Die dabei gemachten Erfahrungen zeigen, daß es sich um ein ausgezeichnetes System handelt, das v. a. die Umgebung von Schuldgefühlen befreit.

Eine besondere Bedeutung erhält dieser Versuch insbesondere vor dem Hintergrund eines zunehmenden Verfalls der Familienstruktur, ihrer geographischen Aufsplitterung und einer Abnahme der Verantwortlichkeit. In einer kürzlich durchgeführten Untersuchung über die Wirksamkeit dieser Gruppen (*The Gerontologist*, 1985, 232–236) wird nachgewiesen, daß die Umgebung des Patienten den Wunsch nach Information und Gemeinsamkeit hegt: Man möchte „wissen, wie die anderen ihre Probleme lösen“, „eine Gelegenheit haben, Menschen mit den gleichen Problemen zu treffen“ und „mit den anderen Mitgliedern der Gruppe Eindrücke tauschen“.

Zu berücksichtigen sind außerdem noch juristische und finanzielle Aspekte. Das Buch *"The 36-Hours Day"* ist in dieser Hinsicht in allen Punkten bemerkenswert.

Festhalten sollte man auch, daß das Pflegepersonal in Altersheimen und Krankenhäusern mit Langzeitaufenthalten häufig die gleiche psychologische Anleitung und dieselben technischen Ratschläge braucht.

Es ist die Aufgabe des Arztes, in Situationen, die die wirtschaftlichen Mittel einer Familie überfordern können, eine gerichtliche Schutzmaßnahme vorzuschlagen oder zu empfehlen, die juristisch vom Vormundschaftsrichter abhängt.

In der Praxis kann der Arzt:

- versuchen, durch eine gezielte medikamentöse Behandlung die Krankheitssymptome zu bessern (Verhaltens- und Persönlichkeitsstörungen, Gedächtnisstörungen beispielsweise),
- dem Patienten beibringen, sich im Rahmen des Möglichen selbst zu helfen. Zu diesem Zweck muß er für eine größtmögliche Integration des Patienten sorgen. Eine besondere Rolle kommt dabei der Krankengymnastik zu. In einer Gruppe ausgeübt, hat diese Tätigkeit sogar psychotherapeutische Bedeutung. Sie trägt zur Erhaltung der Familie und der grundlegenden intellektuellen Aktivitäten bei (Kommentare zu Zeitungsberichten oder Fernsehsendungen, Spiele, Gartenarbeit etc.).

Erforderlich sind auch Maßnahmen in der Wohnung des Patienten, um die Unfallgefahr soweit wie möglich zu verringern (nicht befestigte Teppiche, Treppenhäuser, Türschlösser, Heizung etc.).

10 Änderung der Einstellung zu dieser Krankheit

Die zerebrale Alzheimer-Degeneration stellt ein wichtiges Problem des Gesundheitswesens dar, das sich im Laufe der nächsten Jahrzehnte noch verschlimmern wird. Eine Annäherung an diese Krankheit kann nur in groben Zügen erfolgen, da hier noch in vielerlei Hinsicht Lücken bestehen und Unklarheit herrscht. Die allgemeine Tendenz zur Vereinfachung hat zur Folge, daß Symptome, die eine Krankheit signalisieren, dem Altern zugeschrieben werden und ein Abwarten dem gezielten Handeln Platz macht. Dieses nahezu überall zu beobachtende Desinteresse muß einer größeren Aufmerksamkeit in allen Bereichen und einer grundsätzlichen Änderung der Einstellung zu dieser Krankheit weichen.

Diese Krankheit betrifft zahlreiche Menschen: Patient, Familie, Psychologen, Sozialarbeiter, Forscher, Praktiker und Fachärzte (Neurologen, Psychiater, Geriater etc.). Die Forderungen, die diese Krankheit jetzt und in der Zukunft stellt, sind immens, wobei noch erhebliche Fortschritte verzeichnet werden müssen.

Vorrangig ist im Moment der allgemein verbreitete Wunsch nach mehr Information, nach Weiterbildung und einer stärkeren Verantwortlichkeit auf allen Ebenen.

Von wesentlicher Bedeutung sind auch klinische Erfordernisse: Die Notwendigkeit einer genauen und frühzeitigen Diagnose der Krankheit ist ein zentraler Punkt dieser Forderungen.

Dabei müßte sich diese Diagnose auf positive Elemente stützen und nicht allein Ausschlußdiagnose sein. Sie muß auf einfachen und allgemeingültigen Kriterien beruhen, um eine breite Anwendung zu gewährleisten, die ein Erkennen der Krankheit ermöglicht. Diese Kriterien erhält man durch einen präziseren Umgang mit der Terminologie, genauere Bewertungsstufen des Verhaltens und einfachere psychometrische Tests als die derzeit bekannten. Die dann möglichen klinischen Studien erlauben die Aufstellung von Kriterien, die eine Vorhersage des Krankheitsverlaufs in jedem einzelnen Fall ermöglichen. Eine universelle Nosologie, eine internationale Klassifizierung und einfache diagnostische Kriterien werden die derzeit herrschende Unsicherheit beseitigen und breit angelegte epidemiologische Studien ermöglichen. Ausgehend von diesen Studien wird es, auf der Basis eines internationalen Konsens, möglich sein, prognostische und ätiologische Faktoren zur wirksamen Vorbeugung zu erstellen.

Die Zukunft liegt u. a. in den Händen der Grundlagenforschung, die die Abläufe dieser Krankheit erklären und nachweisen soll und versucht, spezielle biologische Kennzeichen zur Anwendung auf breiter Ebene zu erarbeiten.

Wenn sich die therapeutische Forschung auf vollkommen neue Wege begibt, wie z. B. bei den neurotropen Substanzen, stützt sie sich dabei auch auf ein besseres Verständnis der Wirkungsweise der bereits existierenden Medikamente und insbesondere ihrer Wirkung im zellulären Bereich. Man kann also mit Recht hoffen, ihre Wirksamkeit so zu erhöhen und genauer zu präzisieren, was man sich davon verspricht.

Diese Änderung der Einstellung führt zu einem neuen positiven, aktiven und bewußten Verhalten gegenüber dem Patienten und eröffnet therapeutische Perspektiven.

In medizinischer Hinsicht werden beträchtliche Anstrengungen unternommen, selbst wenn einige Skeptiker noch daran zweifeln. Die therapeutische Entdeckung schreitet oft mit kleinen Schritten, Fleiß und Ausdauer voran. Ärzten, Forschung und Industrie kommt dabei eine wichtige Aufgabe zu.

Vielleicht ist die Wissenschaft in diesem Bereich durch den mythischen, geheiligten oder essentiellen Aspekt ihres Themas, die Grenzen des Lebens, beunruhigt und gehemmt. Dabei handelt es sich jedoch nur um eine Utopie: Schon heute können die Störungen, die mit einer Abnutzung des Lebens verbunden sind, gebessert werden.

Literatur und weiterführende Literatur

Adolfsson R, Alafuzoff J, Winblatt B (1986) Histopathological validation of the DSM-III criteria in Alzheimer type dementria and multi-infarct dementia. (Zur Publikation angenommen)

Adolfsson R, Gottfries CG, Oreland L, Wiberg A, Winblad B (1980) Increased activity of brain and platelet monoamine oxidase in dementia of Alzheimer type. Life Sci 27:1029–1034

Adolfsson R, Gottfries CG, Ross BE, Winblad B (1979) Changes in the brain catecholamines in patients with dementia of Alzheimer type. Br J Psychiatry 135:216–223

Agnoli A, Martucci N, Manna V, Conti L, Pioravanti M (1983) Effect of cholinergic and anticholinergic drugs on short-term memory in Alzheimer's dementia: A neuropsychological and computerized electroencephalographic study. Clin Neuropharmacol 6(4):311–323

Alafuzoff I, Adolfsson R, Bucht G, Winblad B (1983) Albumin and immunoglobulin in plasma and cerebrospinal fluid, and blood-cerebrospinal fluid barrier function in patients with dementia of Alzheimer type and multi-infarct dementia. J Neurol Sci 60(3):465–472

Albert E (1964) Senile Demenz und Alzheimer'sche Krankheit als Ausdruck des gleichen Krankheitsgeschehens. Fortschr Neurol Psychiatr 32:625–672

Alzheimer A (1906) Über einen eigenartigen schweren Krankheitsprozeß der Hirnrinde. Neurol Centralbl 25:1134

Alzheimer A (1907) Über eine eigenartige Erkrankung der Hirnrinde. Allg Z Psychiatr 64:146–148

Alzheimer A (1911) Über eigenartige Krankheiten des späteren Alters. Z Ges Neurol Psychiatr 4:356–385

Aoki T, Gibbs CJ jr, Sotelo J, Gajdusek DC (1982) Heterogenic autoantibody against neurofilament protein in the sera of animals with experimental kuru and Creutzfeldt-Jakob disease and natural scrapie infection. Infect Immun 38(1):316–324

Arai H, Kosaka K, Iizuka R (1984) Changes of biogenic amines and their metabolites in postmortem brains from patients with Alzheimer-type dementia. J Neurochem 43(2):388–393

Arendt T, Bigl V, Arendt A, Tennstedt A (1983) Loss of neurons in the nucleus basalis of Meynert in Alzheimer's disease, paralysis agitans and Korsakoff's disease. Acta Neuropathol (Berl) 61(2):101–108

Arendt T, Bigl V, Tennstedt A, Arendt A (1984) Correlation between cortical plaque count and neuronal loss in the nucleus basalis in Alzheimer's disease. Neurosci Lett 48(1):81–85

Arendt T, Bigl V, Tennstedt A, Arendt A (1985) Neuronal loss in different parts of the nucleus basalis is related to neuritic plaque formation in cortical target areas in Alzheimer's disease. Neuroscience 14(1):1–14

Arregui A, Perry EK, Rossor M, Tomlinson BE (1982) Angiotensin converting enzyme in Alzheimer's disease increased activity in caudate nucleus and cortical areas. J Neurochem 38(5):1490–1492

Atack JR, Perry EK, Bonham JR, Perry RH, Tomlinson BE, Blessed G, Fairbairn A (1983) Molecular forms of acetylcholinesterase in senile dementia of Alzheimer type: Selective loss of the intermediate (10S) form. Neurosci Lett 40(2):199–204

Ball MJ, Fisman M, Hachinski V, Blume W, Fox A, Kral VA, Kirshen AJ, Fox H, Merskey H (1985) A new defination of Alzheimer's disease: A hippocampal dementia. Lancet I(8419):14–16

Barclay LL, Zemcov A, Blass JP, McDowell FH (1985 a) Factors associated with duration of survival in Alzheimer's disease. Biol Psychiatry 20(1):86–93

Barclay LL, Zemcov A, Blass JP, Sansone J (1985 b) Survival in Alzheimer's disease and vascular dementias. Neurology 35(6):834–840

Beal MF, Mazurek MF, Tran VT, Chattha G, Bird ED, Martin JB (1985 a) Reduced numbers of somatostatin receptors in the cerebral cortex in Alzheimer's disease. Science 229:289–291

Beal MF, Mazurek MF, Tran VT, Chattha G, Bird ED, Martin JB (1985 b) Reduced numbers of somatostatin receptors in the cerebral cortex in Alzheimer's disease. Science 229(4710):289–291

Bergener M, Hesse C (1987) Research on Alzheimer's disease in German speaking countries. J Alzheimers Dis Rel Disord 3

Bergener M, Jungklaaß F-K (1970) Genetische Befunde bei Morbus Alzheimer und seniler Demenz. Gerontol Clin 12:71–75

Bergener M, Jungklaaß F-K (1972) Die Alzheimer'sche Krankheit, ein pathologischer Alterungsprozeß des Gehirns? Acta Gerontol 2:359–367

Bergener B, Alvarez C (1983) Pathology of catecholaminergic innervation of the cerebral cortex in Alzheimer's dementia. Press Med 12(48):3109–3114

Bernsmeier A, Siemons K (1953) Die Messung der Hirndurchblutung mit der Stickoxydulmethode. Pfluegers Arch 258:149–162

Besson JA, Corrigan FM, Foreman EI, Eastwood LM, Smith FW, Ashcroft GW (1984) NMR imaging in dementia states. A diagnostic and quantitative study. Z Gerontol 17(3):136–140

Beyreuther K (1986) Genetische Aspekte bei der senilen Demenz. Lecture at the 4th Congress of the Deutsche Gesellschaft für biologische Psychiatrie, Würzburg 1986

Blass JP (1985) NIH diagnostic criteria for Alzheimer's disease. J Am Geriatr Soc 33(1):1

Blass JP, Hanin I, Barclay L, Kopp U, Reding MJ (1985) Red blood cell abnormalities in Alzheimer disease. J Am Geriatr Soc 33(6):401–405

Blessed G, Tomlinson BE, Roth M (1968) The association between quantitative measures of dementia and of senile changes in the cerebral grey matter of elderly subjects. Br J Psychiatry 114:797–811

Bosch B van den, de Aguilar P, Langhendries-Wéverberg C, Goemaere-Vanneste J, Flament-Durand J, Brion JP, Couck AM (1984) Transplantation of human cortex with Alzheimer's disease into rat occipital cortex; a model for the study of Alzheimer disease. Experientia 40(4):402–403

Bowen DM, Allen SJ, Benton JS et al. (1983) Biochemical assessment of serotonergic and cholinergic dysfunction and cerebral atrophy in Alzheimer's disease. J Neurochem 41(1):266–272

Bowen DM, Davison AN (1980) Biochemical changes in the cholinergic system of the ageing brain and in senile dementia. Psychol Med 10:315–319

Bowen DM, Smith CB, White P, Davison AN (1976) Neurotransmitter-related enzymes and indices of hypoxia in senile dementia and other abiotrophies. Brain 99:459–496

Braunmühl A von (1939) Die psychischen Störungen des Rückbildungsalters. Z Ges Neurol Psychiatr 167:78–104

Breitner JC, Folstein MF (1984) Familia Alzheimer dementia: A prevalent disorder with specific clinical features. Psychol Med 14(1):63–80

Brinkman SD, Gershon S (1983) Measurement of cholinergic drug effects on memory in Alzheimer's disease. Neurobiol Aging 4(2):139–145

Brody H (1955) Organization of the cerebral cortex. III. A study of aging in the human cerebral cortex. J Comp Neurol 102:511–556
Brun A (1983) An overview of light and electron microscopic changes. In: Reisberg B (ed) Alzheimer's disease. The Free Press, New York London, pp 37–47
Brun A, Gustafson L (1978) Limbic lobe involvement in presenile dementia. Arch Psychiatr Nervenkr 226:76–93
Bucht G, Adolfsson R (1983) The Comprehensive Psychopathologic Rating Scale in patients with dementia of Alzheimer type and multiinfarct dementia. Acta Psychiatr Scand 68(4):263–270
Bucht G, Adolfsson R, Winblad B (1984) Dementia of the Alzheimer type and multi-infarct dementia: A clinical description and diagnostic problems. J Am Geriatr Soc 32(7):491–498
Buckton KE, Whalley LJ, Lee M, Christie JE (1982) Chromosome aneuploidy in Alzheimer's disease. Exp Brain Res [Suppl] 5:58–63
Buckton KE, Whalley LJ, Lee M, Christie JE (1983) Chromosome changes in Alzheimer's presenile dementia. J Med Genet 20(1):46–51
Bundesminister für Jugend, Familie und Gesundheit (Hrsg) (1979) Internationale Klassifikation der Krankheiten (ICD), 9. Revision. Deutscher Consulting-Verlag, Wuppertal
Caltagirone C, Albanese A, Gainotti G, Masullo C (1983) Acute administration of individual optimal dose of physostigmine fails to improve mnesic performances in Alzheimer's presenile dementia. Int J Neurosci 18(1–2):143–147
Caltagirone C, Gainotti G, Masullo C (1982) Oral administration of chronic physostigmine does not improve cognitive or mnesic performances in Alzheimer's presenile dementia. Int J Neurosci 16(3–4):247–249
Candy JM, Edwardson JA, Klinowski J, Oakley AE, Perry EK, Perry RH (1985) Co-localization of aluminium and silicon in senile plaques: Implications for the neurochemical pathology of Alzheimer's disease. In: Traber J, Gispen WH (eds) Senile dementia of the Alzheimer type. Springer, Berlin Heidelberg New York Tokyo, pp 183–197
Cardelli MB, Russell M, Bagne CA, Pomara N (1985) Chelation therapy. Unproved modality in the treatment of Alzheimer-type dementia. J Am Geriatr Soc 33(8):548–551
Chapel HM, Esiri MM, Wilcock GK (1984) Immunoglobulin and other proteins in the cerebrospinal fluid of patients with Alzheimer's disease. J Clin Pathol 37(6):697–699
Chase GA, Folstein WF, Breitner JC, Beaty TH, Self SG (1983) The use of life tables and survival analysis in testing genetic hypotheses, with an application to Alzheimer's disease. Am J Epidemiol 117(5):590–597
Chase TN, Foster NL, Fedio P, Brooks R, Mansi L, Di Chiro G (1984) Regional cortical dysfunction in Alzheimer's disease as determined by positron emission tomography. Ann Neurol 15 [Suppl]:170–174
Chia LS, Thompson JE, Moscarello MA (1984) X-Ray diffraction evidence for myelin disorder in brain from humans with Alzheimer's disease. Biochim Biophys Acta 775(3):308–312
Cohen D, Kennedy G, Eisdorfer C (1984) Phases of change in the patient with Alzheimer's dementia: A conceptual dimension for defining health care management. J Am Geriatr Soc 32(1):11–15
Cole MG, Prchal JF (1984) Low serum vitamin B12 in Alzheimer-type dementia. Age Aging 13(2):101–105
Cooper B (1986) Epidemiologie der dementiellen Erkrankungen. Lecture at the 4th Congress of the Deutsche Gesellschaft für biologische Psychiatrie, Würzburg 1986
Corkin S, Growdon JH, Rasmussen SL (1983) Parental age as a risk factor in Alzheimer's disease. Ann Neurol 13(6):674–676
Coyle JT, Price DL, DeLong MR (1983) Alzheimer's disease: A disorder of cortical cholinergic innervation. Science 219(4589):1184–1190

Crapper DR, Quittkat S, Krishnan SS, Dalton AJ, de Boni U (1980) Intranuclear aluminium content in Alzheimer's disease, dialysis encephalopathy, and experimental aluminium encephalopathy. Acta Neuropathol (Berl) 50:19–24

Cross AJ, Crow TJ, Ferrier IN, Johnson JA, Markakis D (1984) Striatal dopamine receptors in Alzheimer-type dementia. Neurosci Lett 52(1–2):1–6

Cross AJ, Crow TJ, Johnson JA et al. (1983) Monoamine metabolism in senile dementia of Alzheimer type. J Neurol Sci 60(3):383–392

Dahl DS (1983) Diagnosis of Alzheimer's disease. Postgrad Med 73(4):217–221

Davies P (1979) Neurotransmitter-related enzymes in senile dementia of Alzheimer's type. Brain Res 171:319–327

Davies P (1983) An update on the neurochemistry of Alzheimer disease. Adv Neurol 38:75–86

Davies P (1985) Is it possible to design rational treatments for the symptoms of Alzheimer's disease? Drug Developan Res 5:69–76

Davies P, Katzman R, Terry RD (1980) Reduced somatostatin-like immunoreactivity in cerebral cortex from cases of Alzheimer disease and Alzheimer senile dementia. Nature 288:279–280

Davies P, Maloney AJ (1976) Selective loss of central cholinergic neurons in Alzheimer's disease. Lancet II:1403

Davis KL, Mohs RC (1982) Enhancement of memory processes in Alzheimer's disease with multiple-dose intravenous physostigmine. Am J Psychiatry 139(11):1421–1424

Davison AN (1985) Biochemical changes in Alzheimer's disease: A comment. In: Traber J, Gispen WH (eds) Senile dementia of the Alzheimer type. Springer, Berlin Heidelberg New York Tokyo, pp 198–204

De Boni U, McLachlan DR (1985) Controlled induction of paired helical filaments of the Alzheimer type in cultured human neurons, by glutamate and aspartate. J Neurol Sci 68(2–3):105–118

Delasnerie-Lauprêtre N, Calot M, Ohayon E, Foucault C, Combon-de-Mouzon A, Clanet M, Cathala F (1983) Familial Alzheimer's disease: A study of HLA markers. Biomed Pharmacother 37(4):186–188

Derouesné C (1984) Démence sénile: Stratégie quotidienne. Maladie de type Alzheimer et autres démences séniles. Fondation Nationale de Gérontologie, Paris, pp 214–222

Deutsch SI, Campbell M (1984) Status of cholinesterase activities in blood in neuropsychiatric disorders. Neurochem Res 9(7):863–869

Deutsch SI, Mohs RC, Davis KL (1982) A rationale for studying the transmissibility of Alzheimer's disease. Neurobiol Aging 3(2):145–147

Deutsch SI, Mohs RC, Levy MI et al. (1983) Acetylcholinesterase activity in CSF in schizophrenia, depression, Alzheimer's disease and normals. Biol Psychiatry 18(12):1363–1373

Drayer BP, Heyman A, Wilkinson W, Barrett L, Weinberg T (1985) Early-onset Alzheimer's disease: An analysis of CT findings. Ann Neurol 17(4):407–410

Duffy FH, Albert MS, McAnult G (1984) Brain electrical activity in patients with presenile and senile dementia of the Alzheimer type. Ann Neurol 16(4):439–448

Durso R, Fedio P, Brouwers P et al. (1982) Lysine vasopressin in Alzheimer disease. Neurology (NY) 32(6):674–677

Duyckaerts C, Hauw JJ, Piette F, Rainsard C, Poulain V, Berthaux P, Escourolle R (1985) Cortical atrophy in senile dementia of the Alzheimer type is mainly due to a decrease in cortical length. Acta Neuropathol (Berl) 66(1):72–74

Eiden H-F, Lechner H (1950) Über psychotische Zustandsbilder bei der Pick'schen und Alzheimer'schen Krankheit. Arch Psychiatr Nervenkr 184:393–412

Elovaara I, Paetau A, Lehto VP, Dahl D, Virtanen I, Palo J (1983) Immunocytochemical studies of Alzheimer neuronal perikarya with intermediate filament antisera. J Neurol Sci 62(1–3):315–326

Esser K (1986) Molekularbiologische Ansätze in der Demenzforschung. Lecture at the 4th Congress of the Deutsche Gesellschaft für biologische Psychiatrie, Würzburg 1986

Esquirol JED (1838) Des maladies mentales. Balliere, Paris
Falen C (1821–1833) De symptomatum differentis liber. In: Kuhn CG (ed) Opera omnia. Knobloch, Leipzig, S 200–201
Fazekas J, Kleh J, Finnerty FA (1955) Influence of age and vascular disease on cerebral hemodynamics and metabolism. Am J Med 18:477–485
Fischman HK, Reisberg B, Albu P, Ferris SH, Rainer JD (1984) Sister chromatid exchanges and cell cycle kinetics in Alzheimer's disease. Biol Psychiatry 19(3):319–327
Folstein MF, Whitehouse PJ (1983) Cognitive impairment of Alzheimer disease. Neurobehav Toxicol Teratol 5(6):631–634
Folstein M, Anthony JC, Parhard I, Duffy B, Gruenberg EM (1985) The meaning of cognitive impairment in the elderly. J Am Geriatr Soc 33(4):228–235
Folstein M, Folstein S, McHugh PR (1975) Mini-mental state: A practical method for grading the cognitive state of patients for the clinician. J Psychiatr Res 12:189–198
Foncin JF, Salmon D, Supino-Viterbo V et al. (1985) Démence presenile d'Alzheimer transmise dans une famille étendue. Rev Neurol (Paris) 141(3):194–202
Foster NL, Chase TN, Mansi L, Brooks R, Fedio P, Patronas NJ, Di Chiro G (1984) Cortical abnormalities in Alzheimer's disease. Ann Neurol 16(6):649–654
Frackowiak RSJ, Pozzilli C, Legg NJ et al. (1981) A prospective study of regional cerebral blood flow and oxygen utilization in dementia using positron emission tomography and oxygen-15. J Cereb Blood Flow Metab 1 [Suppl 1]:453–454
French LR, Schuman LM, Mortimer JA, Hutton JT, Boatman RA, Christians B (1985) A case-control study of dementia of the Alzheimer type. Am J Epidemiol 121(3):414–421
Frey E (1914) Beiträge zur Klinik und pathologischen Anatomie der Alzheimer'schen Krankheit. Z Neurol 27:397–434
Friedland RP, Budinger TF, Ganz E et al. (1983) Regional cerebral metabolic alterations in dementia of the Alzheimer type: Positron emission tomography with (18F) fluorodeoxyglucose. J Comput Assist Tomogr 7(4):590–598
Friedland RP, Budinger TF, Koss E, Ober BA (1985) Alzheimer's disease: Anterior-posterior and lateral hemispheric alterations in cortical glucose utilization. Neurosci Lett 53(3):235–240
Fudenberg HH, Whitten HD, Arnaud P, Khansari N (1984) Is Alzheimer's disease an immunological disorder? Observations and speculations. Clin Immunol Immunopathol 32(2):127–131
Fuld PA, Katzman R, Davies P, Terry RD (1982) Intrusions as a sign of Alzheimer dementia: Chemical and pathological verification. Ann Neurol 11(2):155–159
Fünfgeld E (1928) Über die Beteiligung der Stammganglien am anatomischen Prozeß der Alzheimer'schen Krankheit. Zbl Ges Neurol Psychiatr 48:104
Gado M, Hughes CP, Danziger W, Chi D, Jost G, Berg L (1982) Volumetric measurements of the cerebrospinal fluid spaces in demented subjects and controls. Radiology 144(3):535–538
Gambetti P, Autilio-Gambetti L, Perry G, Shecket G, Crane RC (1983) Antibodies to neurofibrillary tangles of Alzheimer's disease raised from human and animal neurofilament fractions. Lab Invest 49(4):430–435
Gaymu J (5.8.1985) 2010, un siècle neuf, déja vieux. Le Monde, Paris, V
George AE, de Leon MJ, Rosenbloom S, Ferris SH, Gentes C, Emmerich M, Kricheff II (1983) Ventricular volume and cognitive deficit: A computed tomographic study. Radiology 149(2):493–498
Gerhard L (1969) Morphologische Befunde der Differentialdiagnose „Cerebralsklerose" und senile Demenz. In: Seiffert G (Hrsg) Alters- und Aufbrauchkrankheiten des Gehirns. Fischer, Stuttgart, S 164–178
Gibson CJ, Logue M, Growdon JH (1985) CSF monoamine metabolite levels in Alzheimer's and Parkinson's disease. Arch Neurol 42(5):489–492

Gibson PH (1983) Form and distribution of senile plaques seen in silver impregnated sections in the brains of intellectually normal elderly people and people with Alzheimer-type dementia. Neuropathol Appl Neurobiol 9(5):379–389

Glenner GG (1983) Alzheimer's disease. The commonest form of amyloidosis. Arch Pathol Lab Med 107(6):281–282

Glenner GG (1981) Amyloidosis. Its role in Alzheimer's disease and other diseases. Ann Pathol 1(2):105–108

Glenner GG, Wong CW (1984) Alzheimer's disease: Initial report of the purification and characterization of a novel cerebrovascular amyloid protein. Biochem Biophys Res Commun 120(3):885–890

Gottfries CG (1985) Definition of normal aging, senile dementia and Alzheimer's disease. In: Gottfries CG (ed) Normal aging, Alzheimer's disease and senile dementia. Aspects on etiology, pathogenesis, diagnosis and treatment. Editions de l'Université de Bruxelles, pp 11–17

Gottfries CG (ed) (1985) Normal aging, Alzheimer's disease and senile dementia. Aspects on etiology, pathogenesis, diagnosis and treatment. Editions de l'Université de Bruxelles

Gottfries CG, Adolfsson R, Aquilonius SM et al. (1983) Biochemical changes in dementia disorders of Alzheimer type (AD/SDAT). Neurobiol Aging 4(4):261–271

Gottstein U (1974) Behandlung der zerebralen Mangeldurchblutung: Eine kritische Übersicht. Internist 15:575–587

Gottstein U, Bernsmeier A, Sedlmeyer I (1964) Der Kohlenhydratstoffwechsel des menschlichen Gehirns. II. Untersuchungen mit substratspezifischen enzymatischen Methoden bei Kranken mit verminderter Hirndurchblutung auf dem Boden einer Arteriosklerose der Hirngefäße. Klin Wochenschr 42:310

Gottstein U, Held K (1979) Effects of aging on cerebral circulation and metabolism in man. In: Gotoh F, Nagai H, Tazaki Y (eds) Cerebral blood flow and metabolism. Munksgaard, Copenhagen, pp 54–55

Gottstein U, Sedlmeyer I, Heuss A (1976) Behandlung der akuten zerebralen Mangeldurchblutung mit niedermolekularem Dextran: Therapieergebnisse der retrospektiven Studie. Dtsch Med Wochenschr 101:223–227

Grafe MR, Forno LS, Eng LF (1985) Immunocytochemical studies of substance P and Met-enkephalin in the basal ganglia and substantia nigra in Huntington's, Parkinson's and Alzheimer's disease. J Neuropathol Exp Neurol 44(1):47–59

Greenamyre JT, Penney JB, Young AB, D'Amato CJ, Hicks SP, Shoulson I (1985) Alterations in L-glutamate binding in Alzheimer's and Huntington's diseases. Science 227:1496–1499

Grundke-Iqbal I, Iqbal K, Tung YC, Wisniewski HM (1984) Alzheimer paired helical filaments: Immunochemical identification of polypeptides. Acta Neuropathol (Berl) 62(4):259–267

Grünthal E (1926) Über die Alzheimer'sche Krankheit. Eine histopathologisch-klinische Studie. Z Ges Neurol Psychiatr 101:128–157

Grünthal E (1928) Zur hirnpathologischen Analyse der Alzheimer'schen Krankheit. Psychiatr Neurol Wochenschr 30:401–408

Grünthal E (1929) Die erworbenen Verblödungen (Klinik und Anatomie). Fortschr Neurol Psychiatry 1:235–244

Grünthal E (1932) Die erworbenen Verblödungen (Klinik und Anatomie). Fortschr Neurol Psychiatry 4:306–320

Grünthal E (1935) Die erworbenen Verblödungen (Klinik und Anatomie). Fortschr Neurol Psychiatry 7:241–242

Grünthal E (1936) Die Alzheimer'sche Krankheit. In: Bumke-Foerster (Hrsg) Die präsenilen und senilen Erkrankungen des Gehirns und des Rückenmarks. Springer, Berlin (Handbuch der Neurologie, Bd XI/III, S 477–484)

Grünthal E, Wenger O (1939) Nachweis von Erblichkeit bei der Alzheimer'schen Krankheit nebst Bemerkungen über den Altersvorgang im Gehirn. Monatsschr Psychiatrie Neurol 101:8–25
Grünwald P, Jungklaaß F-K, Mehne P (1973) Genfrequenzen erblich bedingter Bluteigenschaften bei Morbus Alzheimer. In: Bergener M (Hrsg) Gerontopsychiatrie, Bd 3. Janssen, Düsseldorf, S 326–341
Guard O, Dumas R, Turc JM, Ballivet J, Innis M (1979) Démences du groupe Alzheimer et système HLA: Etude préliminaire. Congr. Psych. Neurol. Langue Fr., Angers. Comptes rendus. Masson, Paris, pp 496–498
Gutzmann H (1984) Frontal lobe syndromes in (pre-) senile dementias of the Alzheimer type: A correlative statistical study. Z Gerontol 17(3):128–131
Hachinski VC, Iliff LD, Zilkha E (1975) Cerebral blood flow in dementia. Arch Neurol (Chic) 32:632
Hallervorden J (1957) Das normale und pathologische Altern. Nervenarzt 28:433–445
Hartmann A, Hoyer S (eds) (1985) Cerebral blood flow and metabolism measurement. Springer, Berlin Heidelberg New York Tokyo
Haxby JV, Duara R, Grady CL, Cutler NR, Rapaport SI (1985) Relations between neuropsychological and cerebral metabolic asymmetries in early Alzheimer's disease. J Cereb Blood Flow Metab 5(2):193–200
Hedreen JC, Struble RG, Whitehouse PJ, Price DL (1984) Topography of the magnocellular basal forebrain system in human brain. J Neuropathol Exp Neurol 43:1–21
Heilig CW, Knopman DS, Mastri AR, Frey W (1985) Dementia without Alzheimer pathology. Neurology 35(5)762–765
Heiss WD (1973) Drug effects on regional cerebral blood flow in focal cerebrovascular disease. J Neurol Sci 19:461–482
Heiss WD (1979) Regional cerebral blood flow measurement using a scintillation camera. Clin Nucl Med 4:385–396
Heiss WD (1983) Veränderungen von Hirndurchblutung und Hirnstoffwechsel im Alter. Therapiewoche 33:2907–2917
Heiss WD (1984) Methoden zur Untersuchung der zerebralen Hämodynamik. In: Paal G (Hrsg) Therapie der Hirndurchblutungsstörungen. Edition Medizin, Weinheim, S 203–255
Heiss WD, Prosenz P, Roszuczky A, Tschabitscher H (1968) Die Verwendung von Gamma-Kamera und Vielkanalspeicher zur Messung der gesamten und regionalen Hirndurchblutung. Nucl Med 7:297–318
Heiss WD, Beil C, Herholz K, Pawlik G, Wagner R, Wienhard K (1985 a) Atlas der Positronen-Emissions-Tomographie des Gehirns. Springer, Berlin Heidelberg New York Tokyo
Heiss WD, Pawlik G, Herholz K, Wagner R, Wienhard K (1985 b) Regional cerebral glucose metabolism in man during wakefulness, sleep and dreaming. Brain Res 327:362–366
Heiss WD, Pawlik G, Herholz K, Wagner R, Wienhard K (1985 c) Determination of regional glucose metabolism in the brain by FOG and PET. In: Hartmann A, Hoyer S (eds) Cerebral blood flow and metabolism measurement. Springer, Berlin Heidelberg New York Tokyo, pp 391–402
Heiss WD, Prosenz P, Roszuczky A, Tschabitscher H (1968) Die Verwendung von Gamma-Kamera und Vielkanalspeicher zur Messung der gesamten und regionalen Hirndurchblutung. Nucl Med 7:297–318
Herrschaft H (1976) Gehirndurchblutung und Gehirnstoffwechsel. Fortschr Neurol Psychiatr 44:195–322
Herz E, Fünfgeld E (1928) Zur Klinik und Pathologie der Alzheimer'schen Krankheit. Arch Psychiatr 84:633–664
Herz E (1928) Über die Symptomatologie der Alzheimer'schen Krankheit. Zbl Ges Neurol Psychiatr 48:104

Hesse C (1986) Labordiagnostische Ansätze in der Demenzforschung. Lecture at the 4th Congress of the Deutsche Gesellschaft für biologische Psychiatrie, Würzburg 1986
Heston LL (1982) Alzheimer's dementia and Down's syndrome: Genetic evidence suggesting an association. Ann NY Acad Sci 396:29–37
Heyman A, Wilkinson WE, Hurwitz BJ et al. (1983) Alzheimer's disease: Genetic aspects and associated clinical disorders. Ann Neurol 14(5):507–515
Heyman A, Wilkinson WE, Stafford JA, Helms MJ, Sigmon AH, Weinberg T (1984) Alzheimer's disease: A study of epidemiological aspects. Ann Neurol 15(4):335–341
Hilpert P (1926) Zur Klinik und Histopathologie der Alzheimer'schen Krankheit. Arch Psychiatr Nervenkr 76:379–393
Hoff H, Seitelberger F (1956) Die Altersveränderungen des menschlichen Gehirns. Z Alternsforsch 10:307–318
Hoyer S (1972) Zur Physiologie und Pathophysiologie von Hirndurchblutung und Hirnstoffwechsel. Fortschr Med 90:1235
Hoyer S (1978) Blood flow and oxidative metabolism of the brain in different phases of dementia. In: Katzman R, Terry RD, Bich KL (eds) Alzheimer's disease and related disorders, Vol 7. Raven Press, New York, pp 219–226
Hoyer S (1982a) The abnormally aged brain. Its blood flow and oxidative metabolism. A review – part II. Arch Gerontol Geriatr 1(3):195–207
Hoyer S (1982b) Durchblutung und Stoffwechsel des Gehirns bei zerebralen Erkrankungen im mittleren und höheren Lebensalter. Z Gerontol 15:306–313
Hoyer S, Oesterreich K, Weinhardt F, Krüger G (1975) Veränderungen von Durchblutung und oxydativem Stoffwechsel des Gehirns bei Patienten mit einer Demenz. J Neurol (Berl) 210:227–237
Hyman BT, van Horsen GW, Damasio AR, Barnes CL (1984) Alzheimer's disease: Cell-specific pathology isolates the hippocampal formation. Science 225(4667):1168–1170
Ihara Y, Abraham C, Selkoe DJ (1983) Antibodies to paired helical filaments in Alzheimer's disease do not recognize normal brain proteins. Nature 304(5928):727–730
Iqbal K, Zaidi T, Thompson CH, Merz PA, Wisniewski HM (1984) Alzheimer paired helical filaments: Bulk isolation, solubility, and protein composition. Acta Neuropathol (Berl) 62(3):167–177
Ishii T, Haga S (1984) Immuno-electron-microscopic localization of complements in amyloid fibrils of senile plaques. Acta Neuropathol (Berl) 63(4):296–300
Jacoby RJ (1984) CT study in dementia – today and in the future. Z Gerontol 17(3):132–135
Jakob H (1979) Die Picksche Krankheit, eine neuropathologisch-anatomisch-klinische Studie. Springer, Berlin Heidelberg New York
Jones T (1980) Positron emission tomography and measurements of regional tissue function in man. Br Med Bull 36:231–236
Joynt RJ, McNeill TH (1984) Neuropeptides in aging and dementia. Peptides (Fayetteville) 5[Suppl 1]:269–274
Kaiya H, Tanaka T, Takeuchi K et al. (1983) Decreased level of beta-endorphin-like immunoreactivity in cerebrospinal fluid of patients with senile dementia of Alzheimer type. Life Sci 33(11):1039–1043
Kelwala S, Pomara N, Stanley M, Sitaram N, Gershon S (1984) Lithium-induced accentuation of extrapyramidal symptoms in individuals with Alzheimer's disease. J Clin Psychiatry 45(8):342–344
Kerzner LJ (1984) Diagnosis and treatment of Alzheimer's disease. Adv Intern Med 29:447–470
Kety SS, Schmidt CF (1945) The determination of cerebral blood flow in man by the use of nitrous oxide in low concentrations. Am J Physiol 143:53–66
Khansari N, Whitten HD, Chou YK, Fudenberg HH (1985) Immunological dysfunction in Alzheimer's disease. J Neuroimmunol 7(5–6):279–285

King RG (1984) Do raised brain aluminium levels in Alzheimer's dementia contribute to cholinergic neuronal deficits? Med Hypotheses 14(3):301–306

Knesevich JW, LaBarge E, Martin RL, Danziger WL, Berg L (1982) Birth order and maternal age effect in dementia of the Alzheimer type. Psychiatry Res 7(3):345–350

Knesevich JW, Toro FR, Morris JC, Laßarge E (1985) Aphasia, family history, and the longitudinal couse of senile dementia of the Alzheimer type. Psychiatry Res 14(3):255–263

Kohlmeyer K (1982) Vascular-(multi-infarct-)dementia versus primarily degenerative (Alzheimer's) dementia: A study of rCBF and computed tomography (CT). Exp Brain Res [Suppl] 5:201–207

Kokmen E (1984) Dementia – Alzheimer type. Mayo Clin Proc 59(1):35–42

Kosik KS, Duffy LK, Dowling MM, Abraham C, McCluskey A, Selkoe DJ (1984) Micotubule-associated protein 2: Monoclonal antibodies demonstrate the selective incorporation of certain epitopes into Alzheimer neurofibrillary tangles. Proc Natl Acad Sci USA 81(24):7941–7945

Kraepelin E (1910) Psychiatrie. Ein Lehrbuch für Studierende und Ärzte, 8. Aufl, Bd II. Barth, Leipzig

Kretschmar C (1985) Alzheimersche Krankheit. MMW 127:986–988

Kuhl DE, Alavi A, Hoffmann EJ et al. (1980) Local cerebral blood volume in head-injured patients. Determination by emission computed tomography of 99mTc-labeled red cells. J Neurosurg 52:309–320

Kuhl DE, Metter EJ, Riege WH (1985) Patterns of cerebral glucose utilization in depression, multiple infarct dementia, and Alzheimer's disease. Res Publ Assoc Res Nerv Ment Dis 63:211–226

Kushnir SL (1982) Reflections on Alzheimer's disease. Can J Psychiatry 27(1):18–22

Lassen NA, Ingvar DH (1963) Regional cerebral blood flow measurement in man. Arch Neurol 9:615–622

Lauter H (1961) Genealogische Erhebungen in einer Familie mit Alzheimer'scher Krankheit. Arch Psychiatr Nervenkr 202:126–139

Lauter H (1968) Zur Klinik und Psychopathologie der Alzheimer'schen Krankheit. Erhebungen an 203 pathologisch-anatomisch verifizierten Fällen. Psychiatr Clin 1:85

Lauter H (1972) Organisch bedingte Alterspsychosen (1. Demenzen vom Alzheimer-Typ). In: Kisker KP et al. (Hrsg) Psychiatrie der Gegenwart. Forschung und Praxis. Klinische Psychiatrie, Bd II. Springer, Berlin Heidelberg New York, S 1103–1142

Lauter H (1985) What do we know about Alzheimer's disease today? An overview. Dan Med Bull 32 [Suppl 1):1–21

Leffell MS, Lumsden L, Steiger WA (1985) An analysis of T lymphocyte subpopulations in patients with Alzheimer's disease. J Am Geriatr Soc 33(1):4–8

Leon MJ de, Ferris SH, George AE, Reisberg B, Christman DR, Kricheff II, Wolf AP (1983) Computed tomography and positron emission transaxial tomography evaluations of normal aging and Alzheimer's disease. J Cereb Blood Flow Metab 3(3):391–394

Leonardi A, Gandolfo C, Caponnetto C, Arata L, Vecchia R (1985) The integrity of the blood-brain barrier in Alzheimer's type and multi-infarct dementia evaluated by the study of albumin and IgG in serum and cerebrospinal fluid. J Neurol Sci 67(2):253–261

Leuchtenberg P (1942) Ein klinischer Fall von Alzheimer'scher Krankheit mit „akzentuierter" Atrophie der parieto-occipital-Region. Allg Z Psychiatr 121:97–123

Liebers M (1939) Alzheimer'sche Krankheit mit Pick'scher Atrophie der Stirnlappen. Arch Psychiatr 109:363–370

Linke RP (1982) Immunohistochemical identification and cross reactions of amyloid fibril proteins in senile heart and amyloid in familial polyneuropathy. Lack of reactivity with cerebral amyloid in Alzheimer's disease. Clin Neuropathol 1(4):172–182

Lott IT (1982) Down's syndrome, aging, and Alzheimer's disease: A clinical review. Ann NY Acad Sci 396:15–27

Macdonald SM, Goldstone AH, Morris JE, Exton-Smith AN, Callard RE (1982) Immunological parameters in the aged and in Alzheimer's disease. Clin Exp Immunol 49(1):123–128

Maire JC, Wurtman RJ (1984) Choline production from choline-containing phospholipids: A hypothetical role in Alzheimer's disease and aging. Prog Neuropsychopharmacol Biol Psychiatry 8(4–6):637–642

Mancardi GL, Liwnicz BH, Mandybur TI (1983) Fibrous astrocytes in Alzheimer's disease and senile dementia of Alzheimer's type. Acta Neuropathol (Berl) 61(1):76–80

Mancardi GL, Tabaton M, Liwnicz BH (1985) Endothelial mitochondrial content of cerebral cortical capillaries in Alzheimer's disease. An ultrastructural quantitative study. Eur Neurol 24(1):49–52

Mann DM, Yates PO, Hawkes J (1982) The noradrenergic system in Alzheimer and multi-infarct dementias. J Neurol Neurosurg Psychiatry 45(2):113–119

Mann DM, Yates PO, Marcyniuk B (1984a) Relationship between pigment accumulation and age in Alzheimer's disease and Down syndrome. Acta Neuropathol (Berl) 63(1):72–77

Mann DM, Yates PO, Marcyniuk B (1984b) Changes in nerve cells of the nucleus basalis of Meynert in Alzheimer's disease and their relationship to aging and to the accumulation of lipofuscin pigment. Mech Aging Dev 25(1–2):189–204

Mann DM, Yates PD, Marcyniuk B (1984c) A comparison of changes in the nucleus basalis and locus caeruleus in Alzheimer's disease. J Neurol Neurosurg Psychiatry 47(2):201–203

Mann DM, Yates PO, Marcyniuk B (1985a) Changes in Alzheimer's disease in the magnocellular neurones of the supraoptic and paraventricular nuclei of the hypothalamus and their relationship to the noradrenergic deficit. Clin Neuropathol 4(3):127–134

Mann DM, Yates PO, Marcyniuk B (1985b) Correlation between senile plaque and neurofibrillary tangle counts in cerebral cortex and neuronal counts in cortex and subcortical structures in Alzheimer's disease. Neurosci Lett 56(1):51–55

Mash DC, Flynn DD, Potter LT (1985) Loss of M2 muscarine receptors in the cerebral cortex in Alzheimer's disease and experimental chilinergic denervation. Science 228(4703):1115–1117

Masters CL, Gajdusek DC, Gibbs CJ jr (1981) Creutzfeldt-Jakob disease virus isolations from the Gerstmann-Sträussler syndrome, with an analysis of the various forms of amyloid plaque deposition in the virus-indiced sponiform encephalopathies. Brain 104:559–588

McGeer PL, McGeer EG, Suzuki J, Dolman CE, Nagai T (1984) Aging, Alzheimer's disease, and the cholinergic system of the basal forebrain. Neurology (NY) 34(6):741–745

McKhann G, Drachman D, Folstein M et al. (1984) Clinical diagnosis of Alzheimer disease. Neurology 34:939

Meier-Ruge W (1986) Neuere Ergebnisse aus der neuropathologischen Demenzforschung, Lecture at the 4th Congress of the Deutsche Gesellschaft für biologische Psychiatrie, Würzburg 1986

Meier-Ruge W, Abdel-Al S, Schulz U (1983) Stereomorphometric studies of capillaries and nerve cells in the normal brain of the aged subject and in Alzheimer's disease. Presse Med 12(48):3115–3118

Meier-Ruge W, Iwangoff P, Reichlmeier K (1984) Neurochemical enzyme changes in Alzheimer's and Pick's disease. Arch Gerontol Geriatr 3(2):161–165

Merz PA, Wisniewski HM, Somerville RA, Bobin SA, Masters CL, Iqbal K (1983) Ultrastructural morphology of amyloid fibrils from neuritic and amyloid plaques. Acta Neuropathol (Berl) 60(1–2):113–124

Mesulam M-M, Mufson EJ, Levey AI, Wainer BH (1984) Atlas of cholinergic neurons in the forebrain and upper brainstem of the macaque based on monoclonal choline acetyltransferase immunohistochemistry and acetylcholinesterase histochemistry. Neuroscience 12:669–686

Miyakawa T, Shimoji A, Kuramoto R, Higuchi Y (1982) The relationship between senile plaques and cerebral blood vessels in Alzheimer's disease and senile dementia. Morphological mechanism of senile plaque production. Virchows Arch [Cell Pathol] 40(2):121–129

Miyata S, Nagata H, Yamao S, Nakamura S, Kameyama M (1984) Dopamine-beta-hydroxylase activities in serum and cerebrospinal fluid of aged and demented patients. J Neurol Sci 63(3):403–409

Mohs RC, Davis BM, Johns CA, Mathee AA, Greenwald BS, Horvath TB, Davis KL (1985) Oral physostigmine treatment of patients with Alzheimer's disease. Am J Psychiatric 142(1):28–33

Mölsä PK, Marttila RJ, Rinne UK (1984) Extrapyramidal signs in Alzheimer's disease. Neurology (NY) 34(8):1114–1116

Moorhead PS, Heyman A (1983) Chromosome studies of patients with Alzheimer disease. Am J Med Gen 14:545–556

Morris JC, Cole M, Banker BQ, Wright D (1984) Hereditary dysphasic dementia and the Pick-Alzheimer spectrum. Ann Neurol 16(4):455–466

Mountjoy CQ, Rossor MN, Iversen LL, Roth M (1984) Correlation of cortical cholinergic and GABA deficits with quantitative neuropathological findings in senile dementia. Brain 107(2):507–518

Mountjoy CQ, Tomlinson BE, Gibson PH (1982) Amyloid and senile plaques and cerebral blood vessels. A semi-quantitative investigation of a possible relationship. J Neurol Sci 57(1):89–103

Muckle TJ, Roy JR (1985) High-density lipoprotein cholesterol in differential diagnosis of senile dementia. Lancet I(8439):1191–1193

Muramoto O, Sugishita M, Ando K (1984) Cholinergic system and constructional praxis: A further study of physostigmine in Alzheimer's disease. J Neurol Neurosurg Psychiatry 47(5):485–491

Nagai T, McGeer PL, Peng JH, McGeer EG, Dolman CE (1983) Choline acetyltransferase immunohistochemistry in brains of Alzheimer's disease patients and controls. Neurosci Lett 36(2):195–199

Nakamura S, Koshimura K, Kato T et al. (1984) Neurotransmitters in dementia. Clin Ther 7:18–34

Nee LE, Polinsky RJ, Eldridge R, Weingartner H, Smallberg S, Ebert M (1983) A family with histologically confirmed Alzheimer's disease. Arch Neurol 40(4):203–208

Nilsson LV (1984) Incidence of severe dementia in an urban sample followed from 70 to 79 years of age. Acta Psychiatr Scand 70(5):478–486

Nyberg P, Adolfsson R, Hardy JA, Nordberg A, Wester P, Winblad B (1985) Catecholamine topochemistry in human basal ganglia. Comparison between normal and Alzheimer brains. Brain Res 333(1):139–142

Obrist WD, Thompson HK, Ring CM, Wang HS (1967) Determination of regional cerebral blood flow by inhalation of 133-Xenon. Circ Res 20:124–135

Parant A (1985) Si vieillesses m'étaient comptées. Futuribles (Paris) 88:8

Parent A, Csonka C, Etienne P (1984) The occurrence of large acetylcholinesterase-containing neurons in human neostriatum as disclosed in normal and Alzheimer-diseased brains. Brain Res 291(1):154–158

Pearson RC, Esiri MM, Hiorns RW, Wilcock GK, Powell TP (1985) Anatomical correlates of the distribution of the pathological changes in the neocortex in Alzheimer disease. Proc Natl Acad Sci USA 82(13):4531–4534

Pearson RC, Sofroniew MV, Cuello AC, Powell TP, Eckenstein F, Esiri MM, Wilcock GK (1983) Persistence of cholinergic neurons in the basal nucleus in a brain with senile dementia of the Alzheimer's type demonstrated by immunohistochemical staining for choline acetyltransferase. Brain Res 289(1–2):375–379

Pentland B, Christie JE, Watson KC, Yap PL (1982) Immunological parameters in Alzheimer's pre-senile dementia. Acta Psychiatr Scand 65(5):375–379

Perl DP, Brody AR (1980) Alzheimer's disease: X-ray spectrometric evidence for aluminium accumulation in neurofibrillary tangle-bearing neurons. Science 208:297–299

Perry EK, Atack JR, Perry RH et al. (1984) Intralaminar neurochemical distributions in human midtemporal cortex: Comparison between Alzheimer's disease and the normal. J Neurochem 42(5):1402–1410

Perry EK, Curtis M, Dick DJ (1985) Cholinergic correlates of cognitive impairment in Parkinson's disease: Comparison with Alzheimer's disease. J Neurol Neurosurg Psychiatry 48(5):413–421

Perry EK, Gibson PH, Blessed G, Perry RH, Tomlinson BE (1977) Neurotransmitter enzyme abnormalities in senile dementia. J Neurol Sci 34:247–265

Persuy P, Defossez A, Delacourte A, Tramu G, Bouchez B, Arnott G (1985) Anti-PHF antibodies: An immunohistochemical marker of the lesions of the Alzheimer's disease. Characterization and comparison with Bodian's silver impregnation. Virchows Arch [A] 407(1):13–23

Peters G (1970) Präsenile (Alzheimer-) Demenz. In: Klinische Neuropathologie, 2. Aufl. Thieme, Stuttgart, S 245–246

Phelps ME, Hoffmann EJ, Coleman RE et al. (1976) Tomographic images of blood pool and perfusion in brain and heart. J Nucl Med 17:603–612

Phelps ME, Hoffmann EJ, Huang SC, Kuhl DE (1977) Positron tomography: "In vivo" autoradiographic approach to measurement of cerebral hemodynamics and metabolism. Acta Neurol Scand [Suppl 64] 56:446–447

Pick A (1892) Über die Beziehungen der senilen Hirnatrophie zur Aphasie. Prag Med Wochenschr 17:165

Pick A (1901) Senile Hirnatrophie als Grundlage von Herderscheinungen. Wien Klin Wochenschr 14:403

Pirozzolo FJ, Mahurin RK, Loring DW, Appel SH, Maletta GJ (1985) Choice reaction time modifiability in dementia and depression. Int J Neurosci 26(1–2):1–7

Pomara N, Domino EF, Yoon H, Brinkman S, Tamminga CA, Gershon S (1983) Failure of single-dose lecithin to alter aspects of central cholinergic activity in Alzheimer's disease. J Clin Psychiatry 44(8):293–295

Poppe W, Tennstedt A (1984) Mathematische Diagnostik präseniler Demenzen. Thieme, Leipzig

Powell D, Folstein MF (1984) Pedigree study of familial Alzheimer disease. J Neurogen 1:189–197

Price DL, Cork LC, Struble RG, Whitehouse PJ, Kitt CA, Walker LC (1985 a) The functional organization of the basal forebrain cholinergic system in primates and the role of this system in Alzheimer's disease. Ann NY Acad Sci 444:287–295

Price DL, Struble RG, Whitehouse PJ, Kitt CA, Cork LC (1985 b) Neuropathological processes in Alzheimer's disease. Drug Developm Res 5:59–68

Price DL, Whitehouse PJ, Struble RG (1985 c) Alzheimer's disease. Annu Rev Med 36:349–356

Price DL, Whitehouse PJ, Struble RG, Price DL jr, Cork LC, Hedreen JC, Kitt CA (1983) Basal forebrain cholinergic neurons and neuritic plaques in primate brain. Biological aspects of Alzheimer's disease. Banbury Rep 15:65–77

Prinz PN, Peskind ER, Vitaliano PP, Raskind MA, Eisdorfer C, Zemcuznikov N, Gerber CJ (1982) Changes in the sleep and waking EEGs of nondemented and demented elderly subjects. J Am Geriatr Soc 30(2):86–93

Probst A, Anderton BH, Ulrich J, Kohler R, Kahn J, Heitz PU (1983) Pick's disease: An immunocytochemical study of neuronal changes. Monoclonal antibodies show that Pick bodies share antigenic determinants with neurofibrillary tangles and neurofilaments. Acta Neuropathol (Berl) 60:175–182

Probst A, Palacios JM, Cortes R (1985) Veränderungen der Neurotransmitter-Rezeptoren im Hippocampus von Alzheimer-Gehirnen. Eine autoradiographische Studie. Schweiz Med Wochenschr 115:1701–1702

Probst A, Ulrich J, Heitz PU (1982) Senile dementia of Alzheimer type: Astroglial reaction to extracellular neurofibrillary tangles in the hippocampus. An immunocytochemical and electron-microscopic study. Acta Neuropathol (Berl) 57(1):75–79

Redlich E (1898) Über miliare Sklerose der Hirnrinde bei seniler Atrophie. J Psychiatr Neurol (Wien) 17:208

Rees S, Crage B (1983) Is silica involved in neuritic (senile) plaque formation? Acta Neuropathol (Berl) 59(1):31–40

Reisberg B (1983) Clinical presentation, diagnosis, and symptomatology of age-associated cognitive decline and Alzheimer's disease. In: Reisberg B (ed) Alzheimer's disease. Free Press/Macmillan, New York

Reisberg B, Ferris SH (1985) A clinical rating scale for symptoms of psychosis in Alzheimer's disease. Biol Psychiatry 20(4):431–442

Reisberg B, Ferris SH, de Leon MJ (1985) Senile dementia of the Alzheimer type: Diagnostic and differential diagnostic features with special reference to functional assessment staging. In: Traber J, Gispen WH (eds) Senile dementia of the Alzheimer type. Springer, Berlin Heidelberg New York, Tokyo, pp 18–37

Reisberg B, Ferris SH, de Leon MJ, Crook T (1982) The global deterioration scale for assessment of primary degenerative dementia. Am J Psychiatry 139:1136–1139

Reisner E, Heyman A, Weinberg T, Dawson D, Ciftan E (1983) Lack of association between Alzheimer's disease and histocompatibility antigens. Tissue Antigens 21(1):31–34

Reivich M, Obrist W, Slater R, Greenberg J, Goldberg HI (1975) A comparison of the Xe133 intracarotid injection and inhalation techniques for measuring regional cerebral blood flow. In: Harper AM, Jennett WB, Miller JD, Rowan JO (eds) Blood flow and metabolism in the brain. Livingstone, London, pp 8.3–8.6

Renvoize EB, Hambling MH (1984) Cytomegalovirus infection and Alzheimer's disease. Age Aging 13(4):205–209

Riederer P (1986) Neurobiochemische Besonderheiten bei dementiellen Prozessen. Lecture at the 4th Congress of the Deutsche Gesellschaft für biologische Psychiatrie, Würzburg 1986

Riederer P, Jellinger K (1982) Morphological and biochemical changes in the aging brain. In: Hoyer S (ed) The aging brain-physiological and pathophysiological aspects. Exp Brain Res [Suppl] 5:158–166

Rinne JO, Laakso K, Lonnberg P, Molsa P, Paljarvi L, Rinne JK, Sako E, Rinne UK (1985) Brain muscarinic receptors in senile dementia. Brain Res 336(1):19–25

Risberg J, Ali Z, Wilson EM, Wills EL, Halsey JH (1975) Regional cerebral blood flow by 133 Xenon inhalation. Stroke 6:142–148

Roberts GW, Crow TJ, Polak JM (1985) Location of neuronal tangles in somatostatin neurones in Alzheimer's disease. Nature 314(6006):92–94

Rogers JD, Brogan D, Mirra SS (1985) The nucleus basalis of Meynert in neurological disease: A quantitative morphological study. Ann Neurol 17(2):163–170

Rosen WG (1983) Neuropsychological investigation of memory, visuoconstructional, visuoperceptual, and language abilities in senile dementia of the Alzheimer type. Adv Neurol 38:65–73

Rossor MN, Iversen LL, Reynolds GP, Mountjoy CQ, Roth M (1984) Neurochemical characteristics of early and late onset types of Alzheimer's disease. Br Med J [Clin Res] 288(6422):961–964

Rossor MN, Svendsen C, Hunt SP, Mountjoy CQ, Roth M, Iversen LL (1982) The substantia innominata in Alzheimer's disease: A histochemical and biochemical study of cholinergic marker enzymes. Neurosci Lett 28(2):217–222

Rylett RJ, Ball MJ, Colhoun EH (1983) Evidence for high affinity choline transport in synaptosomes prepared from hippocampus and neocortex of patients with Alzheimer's disease. Brain Res 289(1–2):169–175

Saper CB, German DC, White CL (1985) Neuronal pathology in the nucleus basalis and associated cell groups in senile dementia of the Alzheimer's type: Possible role in cell loss. Neurology 35(8):1089–1095

Schlingmann S, Kranzhoff EU (1986) Assessment kognitiver Funktionen in der Psychogeriatrie: Möglichkeiten und Grenzen, Lecture at the 4th Congress of the Deutsche Gesellschaft für biologische Psychiatrie, Würzburg 1986

Schlotterer G, Moscovitch M, Crapper-McLachlan D (1984) Visual processing deficits as assessed by spatial frequency contrast sensitivity and backward masking in normal aging and Alzheimer's disease. Brain 107 (PT 1):309–325

Scholz W (1938) Studien zur Pathologie der Hirngefäße II. Die drusige Entartung der Hirnarterien und -capillaren. Z Ges Neurol Psychiatr 162:694–715

Schottky J (1932) Über präsenile Verblödungen. Z Ges Neurol Psychiatr 140:333–397

Seitelberger F (1969) Neurologie und Pathologie der nicht gefäßbedingten Alternsprozesse des Gehirns. Wien Klin Wochenschr 81:509–519

Seitelberger F, Jellinger K (1958) Umschriebene Großhirnatrophie bei Alzheimer'scher Krankheit. Dtsch Z Nervenheilkd 178:365–379

Selkoe DJ, Abraham C, Ihara Y (1982) Brain transglutaminase: In vitro crosslinking of human neurofilament proteins into insoluble polymers. Proc Natl Acad Sci USA 79(19):6070–6074

Serby M, Richardson SB, Twente S, Siekierski J, Corwin J, Rotrosen J (1984) CSF somatostatin in Alzheimer's disease. Neurobiol Aging Fall 5(3):187–189

Sheu KF, Kim YT, Blass JP, Weksler ME (1985) An immunochemical study of the pyruvate dehydrogenase deficit in Alzheimer's disease brain. Ann Neurol 17(5):444–449

Shirahama T, Skinner M, Westermark P, Rubinow A, Cohen AS, Brun A, Kemper TL (1982) Senile cerebral amyloid. Prealbumin as a common constituent in the neuritic plaque, in the neurofibrillary tangle, and in the microangiopathic lesion. Am J Pathol 107(1):41–50

Siegel N, Haug A (1983) Aluminium interaction with calmodulin. Evidence for altered structure and function from optical and enzymatic studies. Biochem Biophys Acta 744:36–45

Sinet PM, Carmagnol F, Jérome M (1984) Abords moléculaires du vieillissement et de la maladie d'Alzheimer. Modèle de la trisomie. Maladie de type Alzheimer et autres démences séniles. Fondation Nationale de Gérontologie, Paris, pp 88–96

Sinex FM, Myers RH (1982) Alzheimer's disease, Down's syndrome, and aging: The genetic approach. Ann NY Acad Sci 396:3–13

Skullerud K (1985) Variations in the size of the human brain. Influence of age, sex, body length, body mass index, alcoholism, Alzheimer changes, and cerebral atherosclerosis. Acta Neurol Scand [Suppl] 102:1–94

Smith A, Broe GA, Williamson M (1983) Chromosome aneuploidy in Alzheimer's disease. Clin Genet 24(1):54–57

Smith A, Broe GA, Williamson M (1984) Chromosome fragility in Alzheimer's disease. Clin Genet 25(5):416–421

Smith CC, Bowen DM, Francis PT, Snowden JS, Neary D (1985) Putative amino acid transmitters in lumbar cerebrospinal fluid of patients with histologically verified Alzheimer's dementia. J Neurol Neurosurg Psychiatry 48(5):469–471

Soininen HS, Jolkkonen JT, Reinikainen KJ, Halonen TO, Riekkinen PJ (1984) Reduced cholinesterase activity and somatostatin-like immunoreactivity in the cerebrospinal fluid of patients with dementia of the Alzheimer type. J Neurol Sci 63(2):167–172

Soininen H, Koskinen T, Helkala EL, Pigache R, Riekkinen PJ (1985) Treatment of Alzheimer's disease with a synthetic ACTH 4–9 analog. Neurology 35(9):1348–1351

Soininen H, Pitkänen A, Halonen T, Riekkinen PJ (1984) Dopamine-beta-hydroxylase and acetylcholinesterase activities of cerebrospinal fluid in Alzheimer's disease. Acta Neurol Scand 70(1):29–34

Sorbi S, Bird ED, Blass JP (1983) Decreased pyruvate dehydrogenase complex activity in Huntington and Alzheimer brain. Ann Neurol 13(1):72–78
Sorbi S, Blass JP (1983) Fibroblast phosphofructokinase in Alzheimer's disease and Down's syndrome. In: Katzman R (ed) Banbury Report 15: Biological aspects of Alzheimer's disease. Cold Spring Harbor Laboratory, pp 297–308
Spector R, Kornberg A (1985) Search for DNA alterations in Alzheimer's disease. Neurobiol Aging 6(1):25–28
Stochdorph O (1969) Zur nosologischen Stellung der kongophilen Angiopathie (sog. Altersamyloidose) des Gehirns. In: Giese W (Hrsg) Alters-Aufbrauchkrankheiten des Gehirns. Fischer, Stuttgart, S 233–236
Storandt M, Botwinick J, Danziger WL, Berg L, Hughes CP (1984) Psychometric differentiation of mild senile dementia of the Alzheimer type. Arch Neurol 41(5):497–499
Struble RG, Cork LC, Whitehouse PJ, Price DL (1982) Cholinergic innervation in neuritic plaques. Science 216(4544):413–415
Sulkava R (1982) Alzheimer's disease and senile dementia of Alzheimer type. A comparative study. Acta Neurol Scand 65(6):636–650
Tagliavini F, Pilleri G (1983) Basal nucleus of Meynert. A neuropathological study in Alzheimer's disease, simple senile dementia, Pick's disease and Huntington's chorea. J Neurol Sci 62(1–3):243–260
Terry RD, Davies P (1980) Dementia of the Alzheimer type. Annu Rev Neurosci 3:77–95
Terry RD, Katzman R (1983) Senile dementia of the Alzheimer type. Ann Neurol 14(5):497–506
Tomlinson BE, Blessed G, Roth M (1968) Observations on the brain of non-demented old people. J Neurol Sci 7:331–356
Tomlinson BA, Blessed G, Roth M (1970) Observations on the brains of demented old people. J Neurol Sci 11:205–242
Traber J (1986) Experimentelle Ansätze in der präklinischen Demenzforschung. Lecture at the 4th Congress of the Deutsche Gesellschaft für biologische Psychiatrie, Würzburg 1986
Traber J, Gispen WH (eds) (1985) Senile dementia of the Alzheimer type. Early diagnosis, neuropathology and animal models. Springer, Berlin Heidelberg New York Tokyo
Tresch DD, Folstein MF, Rabins PV, Hazzard WR (1985) Prevalence and significance of cardiovascular disease and hypertension in elderly patients with dementia and depression. J Am Geriatr Soc 33(8):530–537
Tune L, Gucker S, Folstein M, Oshida L, Coyle JT (1985) Cerebrospinal fluid acetylcholinesterase activity in senile dementia of the Alzheimer type. Ann Neurol 17(1):46–48
Ulfert G, Schmidt U, Hoyer S (1982) Glucose and energy metabolism of rat cerebral cortex during aging. In: Hoyer S (ed) The aging brain, physiological and pathophysiological aspects. Exp Brain Res [Suppl] 5:102–111
Ulrich J (1982) Senile plaques and neurofibrillary tangles of the Alzheimer type in nondemented individuals at presenile age. Gerontology 28(2):86–90
Ulrich J (1985) Alzheimer changes in nondemented patients younger than sixty-five: Possible early stages of Alzheimer's disease and senile dementia of Alzheimer type. Ann Neurol 17(3):273–277
Volk B (1982) Zur Morphologie der Demenz vom Alzheimer-Typ. Z Gerontol 15:299–305
Walford RL, Barnett EV, Fahey L et al. (1981) Immunological and biochemical studies of Down's syndrome as a model of accelerated aging. In: Segre D, Smith L (eds) Immunological aspects of aging. Dekker, New York, pp 479–532
Wang GP, Grundke-Iqbal I, Kascsak RJ, Iqbal I, Wisniewski HM (1984) Alzheimer neurofibrillary tangles: Monoclonal antibodies to inherent antigen(s). Acta Neuropathol (Berl) 62(4):268–275
Weinhardt F, Quadbeck G, Hoyer S (1972) Quantitative Bestimmung von Blutgasvolumina mit Hilfe der Gaschromatographie. Z Prakt Anästh Wiederbeleb 6:337

Weitkamp LR, Nee L, Keats B, Polinsky RJ, Guttormsen S (1983) Alzheimer disease: Evidence for susceptibility loci on chromosomes 6 and 14. Am J Hum Genet 35(3):443–453

Westermark P, Shirahama T, Skinner M, Brun A, Cameron R, Cohen AS (1982) Immunohistochemical evidence for the lack of amyloid P component in some intracerebral amyloids. Lab Invest 46(5):457–460

Wettstein A (1983) No effect from double-blind trial of physostigmine and lecithin in Alzheimer disease. Ann Neurol 13(2):210–212

Whalley LJ (1982) The dementia of Down's syndrome and its relevance to aetiological studies of Alzheimer's disease. Ann NY Acad Sci 396:39–53

Whalley LJ, Carothers AD, Collyer S, De Mey R, Frackiewicz A (1982) A study of familial factors in Alzheimer's disease. Br J Psychiatry 140:249–256

White BJ, Crandall C, Goudsmit J, Morrow CH, Alling DW, Gajdusek DC, Tjio JH (1981) Cytogenic studies of familial and sporadic Alzheimer disease. Am J Med Genet 10:77–89

Whitehouse PJ, Martino AM, Price DL, Kellar KJ (1985) Reductions in nicotinic but not muscarinic cholinergic receptors in Alzheimer's disease measured using (3H)acetylcholine. Ann Neurol 18:145

Whitehouse PJ, Price DL, Struble RG, Clark AW, Coyle JT, Delon MR (1982) Alzheimer's disease and senile dementia: Loss of neurons in the basal forebrain. Science 215(4537):1237–1239

Wikkels C, Fahrenkrug J, Blomstrand C, Johansson BB (1985) Dementia of different etiologies: Vasoactive intestinal polypeptide in CSF. Neurology 35(4):592–595

Wilcock GK (1983) The temporal lobe in dementia of Alzheimer's type. Gerontology 29(5):320–324

Wilcock GK, Esiri MM, Bowen DM, Smith CC (1982) Alzheimer's disease. Correlation of cortical choline acetyltransferase activity with the severity of dementia and histological abnormalities. J Neurol Sci 57(2–3):407–417

Winblad B, Wallace W, Hardy J, Fowler C, Bucht G, Alafuzoff I, Adolfsson R (1986) Neurochemical, genetic and clinical aspects of Alzheimer's disease. In: Bergener M, Ermini M, Stähelin HB (eds) Dimensions in aging. The 1986 Sandoz Lectures in Gerontology. Academic Press, London, pp 183–204

Wischik CM, Crowther RA, Stewart M, Roth M (1985) Subunit structure of paired helical filaments in Alzheimer's disease. J Cell Biol 100(6):1905–1912

Wisniewski KE, Dalton AJ, McLachlan C, Wen GY, Wisniewski HM (1985) Alzheimer's disease in Down's syndrome: Clinicopathologic studies. Neurology 35(7):957–961

Wisniewski HM, Wen GY (1985) Substructures of paired helical filaments from Alzheimer's disease neurofibrillary tangles. Acta Neuropathol (Berl) 66(2):173–176

Wisniewski KE, Wisniewski HM (1983) Age. Associated changes and dementia in Down's syndrome. In: Reisberg B (ed) Alzheimer disease. The standard reference. Free Press, New York, pp 319–326

Wisniewski KE, Wisniewski HM, Wen GY (1985) Occurrence of neuropathological changes and dementia of Alzheimer's disease in Down's syndrome. Ann Neurol 17(3):278–282

Wood PL, Etienne P, Lal S et al. (1983) A post-mortem comparison of the cortical cholinergic system in Alzheimer's disease and Pick's disease. J Neurol Sci 62(1–3):211–217

Wurtman RJ (1985) Alzheimer's disease. Sci Am 252:62–74

Yamamoto YL, Thompson CJ, Meyer E, Robertson JS, Feindel W (1977) Dynamic positron emission tomography for study of cerebral hemodynamics in a cross section of the head using positron-emitting 68Ga-EDTA and 77Kr. J Comput Assist Tomogr 1:43–56

Yates CM, Fink G, Bennie JG, Gordon A, Simpson J, Eskay RL (1985) Neurotensin immunoreactivity in post-mortem brain is increased in Down's syndrome but not in Alzheimer-type dementia. J Neurol Sci 67(3):327–335

Yates CM, Simpson J, Gordon A, Maloney AF, Allison Y, Ritchie IM, Urquhart A (1983) Catecholamines and cholinergic enzymes in pre-senile and senile Alzheimer-type dementia and Down's syndrome. Brain Res 280(1):119–126

Zimmer R, Teelken AW, Schaaf M, Muskiet FAJ, Berg G van den (1984) Cerebrospinal polyamine levels in senile dementia of Alzheimer type. Lecture on the 14th CINP Congress. Firenze